不思議の国 信州

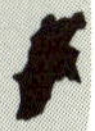

長寿の秘密を探る

佐々木 正
sasaki tadashi

言視舎

はじめに

九州・大分県の豊後水道の海辺で育ち、東京で学生時代を送り、北関東や京都など、さまざまな土地に暮らしてきた筆者でしたが、たまたま長野県に居を定めて四半世紀を過ごしたあと、東京に引っ越してから、信州での二十五年の生活を振り返ることになりました。長野県はすで長寿の地域として、つとに有名です。ＰＰＫ（ピーピーケー）の言葉を耳にした方がおられるかもしれません。長野県で使用されはじめて、すでに全国的に知られましたが、「ピンピンしていて、コロリと死ぬ」を略して用いられた言葉です。

長野県人は元気で長生き。そして死ぬときは長患いしないで、すぐに逝ってしまう。長野県の実情と、またいっぽうで、私たちの切実な願望が託されたスローガンだといってよいのでしょう。

じっさいに男性は、すでにしばらく前から、長寿日本一でしたが、最近は女性もめきめきと頭角をあらわして、今年（二〇一四年）の発表によると日本一。男女そろって全国最高齢を誇っているのが長野県。

ということは、地球上で一番の長生きの地域が、われらが日本の信州、長野県ということになるのです。

二十五年暮らしてみても、長野県は決して暮らしやすい土地とは言えません。冬の厳寒期の寒さは北海道なみです。また大雪に見舞われたり、遅霜の被害にあったり、山に囲まれた地域のために、交通の足も制約を受け、利便性に恵まれているわけでもないのです。

食生活も、「海なし県」のために、制限を受けています。流通が発達した最近はともかく、二十数年前には海産物のほとんどが、塩漬けのイカや鮭やサンマなど。刺身なども出ましたが鮮度の問題で、海育ちの身には食べるのに抵抗がありました。

冬場は野沢菜などの漬け物や保存食が主役となります。暖かな土地では考えられないほどの、限られた食生活を強いられるのです。そのように、さまざまな面で、生存条件の厳しい長野県で、どうしてこのように長寿が保たれるのでしょうか。

長野県民の長寿については、やはりだれもが不思議に感じるらしく、研究者や医師などの専門家の、いろんな説が飛び交ってきました。

一説には佐久総合病院の、故・若月俊一医師が地域医療に先鞭をつけ、保健師の地道な活動や自治体の生活改善運動で、「早くから食生活の見直しや減塩運動に取り組んできた」こと。また、信州人の古来からの食文化、蜂の子やイナゴ、蚕《かいこ》のサナギなどの昆虫食がよかったなどの説、いっぽうでは、恵まれた自然環境の中でのストレスのない生活や、清浄な水や空気のおいしさなど、さまざまな要因が指摘されてきました。

しかし誰もが「なるほど」と納得できる、決定的な理由は、いまのところ見つかっていないようで、諸説が入り乱れて、それぞれの立場から、自説を主張しているように見えてなりません。

けれども、四半世紀の長野県での日暮らしをとおして、信州人の「長寿の秘密」がおぼろげながら浮かび上がってきました。その一つ目が、「狩猟採集」の伝統が、人々の生活の中に色濃く残っているということ。それはいまだに、縄文時代の人々の日暮らしが、脈々と受け継がれているということです。

そしてもう一つが信州人の、「緑茶文化」と呼んでもいいほどの、緑茶（日本茶）を四六時中、愛飲する食生活、「喫茶習慣」の普及と定着です。

この二つの大きな柱が、信州人の長寿の秘密ではないか、との直感を抱いて、生活の細部を見つめると、その直感は確信となり、次にその確信を掘り下げてみると、ますますゆるぎない理由として、この二つがくっきりと、浮かび上がってくることになりました。

このような直感と確信を手がかりに、信州人の「長寿の秘密」に、さまざまな角度から迫ってみたいと思っています。

目次

第二章　信州の「緑茶文化」

第三章　長寿をささえる自然の恵み

第一章

縄文人のしっぽ

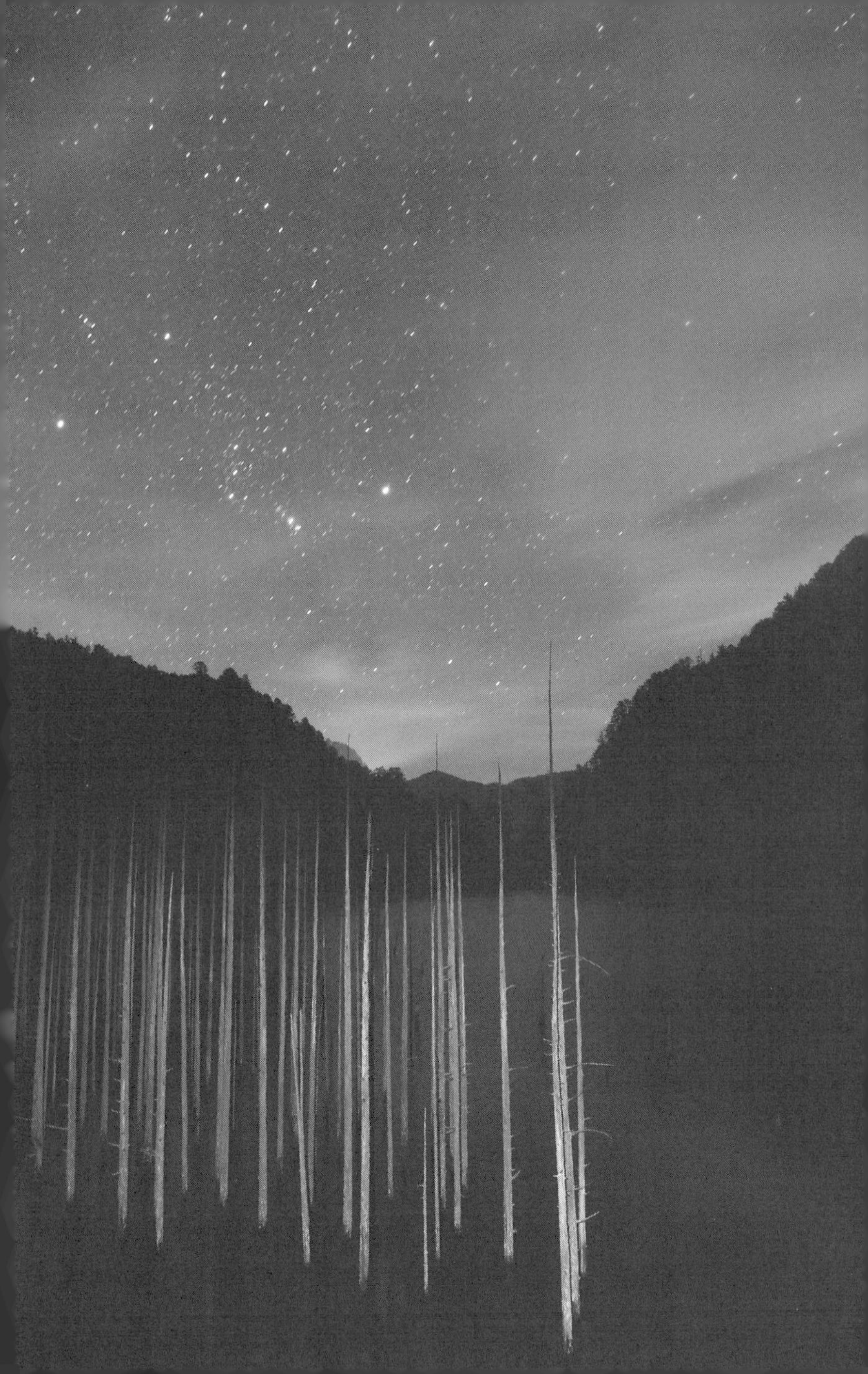

マツタケ狂騒曲

山に囲まれた信州では言うまでもなく、秋の季節になると自然の恵み、さまざまなキノコが収穫できます。海辺で育った筆者は、山や林でキノコを採るなどの思い出は、まったく持っていません。海辺の土地の人たちは、たぶん筆者のように魚釣りや、春先のアサリやハマグリなどの貝堀り、夏の海での素潜りで、サザエやアワビを取ったり、ヤスで魚やタコを突いたりする思い出は、たくさん持っているでしょう。しかし山でキノコを採るなどの経験は、あまりないように思うのです。

いっぽう、山国の信州では、キノコの季節に入ると、誰も目の色が変わってきます。知り合いの大工の棟梁Sさんは、キノコ取りの名人でした。毎年、マツタケ山の個人の山を、入札で落札して、シーズンになると早朝というよりも、まだ夜が明ける前の暗闇の中、軽トラックで荒れた山道を駆け上がり、夜の明けるのを待って、マツタケ取りに励むのです。

Sさんはマツタケを市場に出荷していましたが、当然、豊作の年もあれば、まったく収穫できない不作の年もあります。入札で落としても、支払った代金を回収できない年も多いようでした。

にもかかわらず、毎年、マツタケ山の権利を落札して、そのシーズンになると、大工仕事は二の次となって、マツタケ取りに熱中するのです。

傍《はた》から見ていると、マツタケで一儲けしようなどの利害損得だけで、マツタケ山を落札していないことが分かります。何か不思議な「衝動」に衝き動かされて、マツタケ取りに熱中していると思わざるをえません。

そうそう、ある家のお嫁さんに、次のようなエピソードがありました。その家はキノコ山を所有しており、おじいちゃんがキノコ取りの名人で、ときどき家事の暇をもてあましている嫁を、キノコ取りに誘ったというのです。山育ちでないお嫁さんは、いつもは断っていたそうですが、一度、どのような風の吹き回しか、おじいちゃんと一緒に山に入ったというのです。

そのときお嫁さんが偶然にも、ホンシメジのシロを見つけた。シロとは特に、マツタケについて言う言葉ですが、赤松の根元には、決まってマツタケが生える場所がある。そのシロを覚えれば、季節になってその場所に行くと、必ずマツタケが群生しているというのです。その秘密の場所（シロ）を知っているから、マツタケ取りの「名人」となるのです。マツタケ取りの名人は、だからそのシロを誰にも教えません。息子さんにも家族にも教えないと言われています。名人のおじいちゃんが亡くなると、次には息子さんや家族が自分でそのシロを見つけ出して、おじいちゃんのあとを引き継いでいくことになるのです。

ホンシメジのシロは、畳二畳から大きいもので三畳ほどあると聞きます。その広さにキノコが、びっしりと群生していると聞きました。

そのホンシメジのシロをたまたま見つけたお嫁さんは、びっくり仰天。すぐに持っていたビクや袋にシメジを詰め込んだ。ここで何とも興味深いことは、このようにキノコのシロを見つけたとき、一緒に行った連れの人たちを、絶対に呼ばないことです。全部を取り終えたあとで、おもむろに家族や友人に声をかける。そしてその日の収穫を自慢するというのです。

このお嫁さんの後日談が、何とも興味深かったのは、あれだけ山に入ることを嫌がっていたお嫁さんが、次の年からは、おじいちゃんに「山へ連れて行け、連れて行け」とうるさいようにせがむというのです。おじいちゃん、笑いながら愉快そうに話してくれました。

じっさい、天然のホンシメジをいちど、人にもらったことがありますが、なんともいえない歯触りと食感で、「香りマツタケ、味シメジ」の言葉どおりだと思いました。

もう一つ、これは少し気の毒な話になります。木曾谷のとある山で、キノコ取りに出かけたおばあちゃんが、山道の途中で転んで、崖から転落死した事故がありました。地元新聞に小さく報道されていましたが、後日談として聞いたところでは、このおばあちゃんはキノコが取れすぎたために、背中に「びく」を背負い、両手に袋に詰めたキノコを持って、険しい谷を下山しようとしたというのです。そのときにバランスを崩して転倒、両手にキノコを持っていたために、転落死するという悲劇を招いたと聞きました。

このおばあちゃんに対して、「あまりにも欲得が強すぎたために、転落死したのだ」との声を耳にしました。筆者もそのときは、なるほど、そうなのかもしれないと思いましたが、けれども、人間のキノコに対する執着は、その人の欲得ではなく、人間の本性（本能）に衝き動かされた結果ではないだろうか、と思いなおすこととなりました。

じつは、このおばあちゃんのケースから、『今昔物語集』の、次の話を思い出すことになったからでした。

『今昔物語集』の信濃守藤原陳忠が崖から落ちた話（第三十八話）

よく知られた話のようですが、この説話のストーリーを簡略に紹介いたします。

信濃守藤原陳忠という人がいた。任地での勤めを終えて上洛する途中、険しい峠を馬に乗って越えようとしたとき、谷にかけた橋を馬が踏み外して、馬もろともに信濃守は崖から落ちてしまった。谷はあまりにも深く、家来たちは、主は無事ではあるまいと、谷底をのぞき込むと、かすかに主の声がする。驚いて聞き耳を立てると、「籠に長い縄をつけて崖下に下ろせ」と言っている。家来たちは長い縄をつけて籠を下ろした。「引き上げろ」という声のとおり、引き上げてみると籠いっぱいのヒラタケが上がってきた。驚く家来に向かって、「籠を下ろせ」と主の声がする。もう一度下ろすと、今度はずしりと重い。上げてみると主の信濃守が、籠に乗って無事なすがたを見せた。片手は綱を、もう一方の片手にはヒラタケを三房つかんでいた。

そして家来に語った言葉がなんとも興味深いのです。

「谷に落ちた瞬間、馬は下に落ちていったが、私は木の枝につかまり、助かった。まわりを見るとその木には、ヒラタケが密生していた。だから籠を下ろさせて、手の届く限りのヒラタケを入れたのだ。まだ取り残しがあろう。なんともたくさんあった。えらい損をした気がするぞ」と言った。家来たちは「なるほど、たいへんなご損をなされました」と一同、爆笑したとき、主人は「心得違いのことを言うものではない。わしは宝の山に入って、手をむなしくして帰ってきた気がするぞ。受領たるものは倒れた所の土をつかめというではないか」と家来をさとした。

このようなエピソードです。

『今昔物語集』の作者は、「思うに、あのような危ない目にあって、心をまどわさず、まずヒラタケをとって上がってきたとは、何とも強欲な心である。まして在任中、とれる物は手当たり次第どれほど取り込んだことか、想像にあまりある」とコメントしていますが、この説話に対しては、このような道徳的な解釈を加えるよりも、人間の本性（本能）である狩猟採集の欲望が、いかに根元的・普遍的であるのかに着目して、読み解いたほうが、より的確ではないかと思われるのです。

マツタケの魔力

またあるとき、次のような話を耳にしたことがあります。マツタケ山を所有している家の夫婦が、山に入ってみると豊作だったらしく、マツタケが群生していたというのです。しかし出荷できる大きさではなかったために、収穫日を数日後に遅らせて、そのあいだは夫婦交替で見張りをしたということでした。

キノコでも特にマツタケは、なぜか人間を「とりこ」にする魔力をもっているようです。他人の山（「とめやま」と呼んでいます）でも、ひそかに入ってマツタケを盗む人が、あとを絶ちません。これは、一昔前はほとんどの山が共有林や入会地であった慣習が、引き継がれていると思われるのですが、他人の山に入っても、お互いにあまり咎め立てをせずに黙認、誰も罪悪感を抱いていないように見えます。

その夫婦は、必ずどちらかが山に入って、盗まれないように二十四時間、見張り番をしたといいます。しかし、たまたま用事が重なったために、一時間ほど二人とも山を留守にした。もどって見ると、なんとマツタケがすべてなくなっていたと聞きました。

ということは、二人が共にいない時を見はからって、誰かがマツタケを盗んだということになるのです。この夫婦をひそかに見張っていた輩がいたということになります。何日も見張っていた夫婦が留守をした、そのわずかな時間を知るということは、まず至難のわざでしょう。

その時間を知るためには、盗む側もたいへんな労力と根気を要することになります。にもかかわらず、その労力を費やしても、一瞬の隙をついてマツタケを手に入れる。善悪は別にして、この一件を見ても、マツタケの「魔力」を教えられるのではないでしょうか。

そういえばもう一つ、息子さんからマツタケ取りの名人だった、おじいちゃんの話を耳にしました。八十歳を越して、ふだんは「こたつ番」をしているだけ、億劫がって外に出ようともしないおじいちゃんが、秋のマツタケの季節になると、思い出したように急に元気を取り戻して、山に行きたがるというのです。足腰が弱っていても、そのときだけは険しい山の斜面をよじのぼる、と息子さんは冗談まじりに言っていました。

よく「火事場の馬鹿力」などといいますが、ほんとうに好きなこと、やりたいことがあれば人間は、ふだん考えられないパワーを発揮することがあります。その一つが、このおじいちゃんのケースだと思われたことでした。

豊作を知るシグナル

その年、豊作か不作かを知ることが難しい作物は、マツタケの右に出るものはないでしょう。県の農林試験場などが、キノコ・シーズンを前に、今年は豊作などのニュースを流しても、天候に左右されるキノコ、特にマツタケは予測がはずれるケースが多いようです。

また夏の雨の影響をこうむることで、特に最近は、一定地域に集中的に豪雨を降らせる天候によって、一山を越した隣村は豊作、こちらは不作ということも多いと聞きます。

また、気温の影響を受けやすいマツタケは、霜が降りてしまえば、もう収穫は不可能となります。数年前には、まれにみる豊作の年がありましたが、そのときは一時、市場では中国産よりも価格が下がったと、知り合いの八百屋のご主人から聞きました。

ふだんはめったにめぐり合えないマツタケを、その年だけは檀家さんから届いたために、

「マッタケ尽くし」の夕食を楽しんだことなど、二度とない懐かしい思い出となっていま
す。

その頃、山国を知らない筆者のような者には、シーズンが終わるまで、マッタケが豊作か不作か、知るすべがありませんでした。

キノコ取りの名人や、山に詳しい地元の人に、その年のマッタケの出来具合を聞いても、必ず「今年はさっぱりダメだ」という声しか返ってきません。ときには「毒キノコも生えていない」などの、嘆息の言葉を聞くこともあります。

しかしシーズンが終わったとたんに、「今年はマッタケが豊作だった」と、手のひらを返したような言葉を耳にすることがあるのです。

それで思い出したのが、十数年前に、南フランスの田舎・プロヴァンスが注目を浴びたときのことです。ブームの発端はプロヴァンスでの体験を記した一冊の本。著者はイギリスのロンドン育ちの都会人でした。その著者がしばらく南仏・プロヴァンスの田舎暮らしをしてみた、その体験談をおもしろおかしく記した本がベストセラーとなって、わが国でも翻訳出版されて、一時、プロヴァンス・ブームが沸き起こりました。

その本の中で、ヨーロッパでわが国のマツタケ以上に珍重される食材・トリュフのエピソードが紹介されていました。トリュフは地元の人に、豊作かどうか聞いても、シーズン中にはまったく分からないというのです。なぜならばマツタケと同じく、収穫する農家の人は、訊ねても誰も教えてくれないらしいのです。けれどもシーズンが終わった村の秋祭りのときには、「今年は不作」などといっていた人が、それぞれに立派なトリュフを持参して、祭りの食卓を賑わせると記していました。なんとマツタケと似ているではありませんか。

つらつら考えてみますと、まず「豊作」などというと、先の話のように、こっそりと山に入られて、盗まれてしまいます。それを防ぐために、予防線を張るということがあるのでしょう。

そしてもう一つは、豊作というと「分け前をよこせ」とまでは言わなくても、「少しぐらいおすそ分けをしてもいいじゃないか」と思われたり、届けなければ「ケチな輩」と見なされたりする。それでシーズン中は誰もみな、豊作の事実をひた隠しにして、シーズンが終わってから、豊作の事実を口にするのだと思われるのです。

マツタケの豊作・不作を知ることは、以上の理由により困難だと思われますが、じつはただ一つ、豊作を知る手がかりが残されているのです。

それが新聞の地元ニュース欄に隠されています。キノコのシーズンになると、豊作の年は必ず小さく、「キノコ中毒」の記事が掲載される。店で食べたキノコ鍋で、あるいは山で収穫したキノコにより、中毒を起こしたというニュースが掲載される年は、間違いなくキノコは豊作。まったく載らない年は、残念ながらキノコは不作。毒キノコの出ない年は、マツタケもだいたいは不作、ということになっているようです。

キノコはマツタケだけではない

山に囲まれた信州の人々は、収穫できるキノコに精通しています。筆者は、食べられるキノコ（食べるキノコ）は、数種類しか知りませんが、地元の人に聞くと十数種類もあるというから驚きです。

当然ながらその土地に生えないキノコは、食べたくても食べることができませんが、信州で採れる野生キノコで、まずいちばんポピュラーな種類が、「ジコボウ」と呼ばれるキノコです。正式な学名は「ハナイグチ」というらしく、これは食べる地域が限定されており、長野県以外ではあまり口にしないと聞きました。

筆者も信州に転居してからすぐに、ジコボウを頂戴したために、鍋物に入れて食べてみると、なんとも舌触りがよく、天然の香りがあっていっぺんに大好物になりました。土地の人はうどんや味噌汁に入れるようですが、地元の八百屋さんの店頭でも入手できたために、いちど、大量に買い込んで「すき焼き」で楽しんだことがありました。

すると翌日は一日中、激しい下痢に悩まされることとなったのです。あとで聞くと、ジコボウには軽い毒性があるというのです。だから地元の人は、大量には口にしないとのこと。土地の人間でなかったがゆえの、お恥ずかしい失敗談でした。

けれども肝が猛毒のフグも同じでしょうが、毒のあるものほど、人を引きつける魔力があるのではないでしょうか。カキシメジという猛毒のキノコがあるそうです。しかしこのキノコは水でよくさらせば、毒が抜けてしまって（科学的な根拠はありません）、毒抜きした後のカキシメジほど、うまいキノコはないと聞きました。

猛毒のキノコを、最初に試した人がいるのだから、人間の食への好奇心には驚かされます。筆者も「食い意地が張っている」と、つねづね「つれあい」から言われています。一回は毒抜きしたカキシメジを食べたいと思っていましたが、残念ながら口にするチャンスを逸してしまいました。

このカキシメジでも、盗難のエピソードを聞きました。ある農家が山から流れ出る水路に、毒抜きのためにカキシメジを、水流に浸して置いていたというのです。毒が抜けた頃に取りに行くと、カキシメジを入れた袋が消えていた。そっくりと盗まれていたというのです。

このエピソードも、やはり、キノコの持つ魔力にとりつかれた人の、出来心の盗難事件だと思われてなりません。

もうひとつ、知る人ぞ知る、貴重なキノコがあります。これは「ウシカワ」あるいは「クロカワ」と地元の人が呼んでいる、灰黒色のキノコです。黒牛の皮に似ているところから命名されたのでしょう。ヒラタケを大きくした形状で、見た目には地味ですが、マツタケよりおいしい、という人もいるのです。

そのような人は、間違いなく上戸（酒好き）の仲間です。このキノコは焼きマツタケのように焼いて、大根おろしで食すと、何とも言えない独特の、かすかな苦みが口に広がって、酒の肴としては群を抜いています。このキノコの魔力に取りつかれた人は、マツタケを尻目に、手に入れたくなる「秋の味覚」です。じっさいマツタケよりも高価なときがありました。

保存食としてのキノコ

正月や慶事などのとき驚かされるのは、たとえば「お節料理」の吸い物などに、立派なマツタケが入っていることです。これは最近、じょじょに普及したことのようですが、マツタケがたくさん取れたとき、立派なものだけを冷凍庫に入れて保存。正月などの特別なときに、解凍して食卓に供するのです（保存の方法は、まずアルミホイルで包み、そのまま新聞紙にくるんで、冷凍庫に入れる。それを自然解凍して食卓にのせるとのことです）。

まさにサプライズですが、信州人ではない筆者などが驚いている顔を、「ドヤ顔？」で眺め自慢している風情があります。

冷凍マツタケは、市場にはまだ出回ってはいませんが、そのうちに市販されて、一般家庭に普及するのかもしれません。特有の香りがのこり、冷凍したとは思えない、マツタケ独特の歯ごたえがあります。

また地元の蕎麦屋や食堂で、天然キノコの保存食がメニューに並ぶことがあります。たとえばあるお店では、コモソウ（正式名はショウゲンジ）という地元では誰もが知っている天然キノコを、大量に塩漬けにして、メニューの中に加えています。不作の年はともかく、毎年、大量に塩漬けにしておき、塩抜きしたあと大根おろしと和えて、酒の肴の一品に供するのです（コモソウとは、虚無僧のことで、このキノコの笠が、虚無僧のかぶる笠に似ているために、俗称となったとのことです）。

また秋の季節に限らず、天然キノコを使用した「山菜そば」が、メニューの一品に加わる店もたくさんあります。これも「塩漬け」や「瓶詰め」で保存した、地元の天然キノコに山菜を加えて、温かなソバの上に乗せて食する、まことに山国・信州らしいメニューといってよいでしょう。

天然キノコとは、ヒラタケやシメジ、またアミタケなどの、地元で「雑キノコ」と呼ばれる種類で、それらが瓶詰めにされて、駅の「売店」や「道の駅」などで売られているので、誰も入手することが可能です。

なかでもアミタケ（地元ではアミジコと呼ぶ）は、シイタケのように乾燥したものが売られており、これを水で戻して、イタリアのポルチーニ茸のように、ミートソースに加えてみると、独特の食感となって、意外においしいパスタ料理の一品となったことも、懐かしい思い出となっています。

春の山菜狂騒曲

信州は秋のキノコの季節だけではありません。春の山菜のシーズンも、根雪が消えて春の彼岸が過ぎる前後から、深く静かに「山菜狂騒曲」が奏でられていきます。

まず春先にまっさきに食卓にのぼる山菜が、ナズナです。山間の休耕田や空き地などにナズナがいちばんに芽を出します。「春の七草」の一つで、雑草ではありますが、五センチ前後に伸びたナズナの若い芽を摘み取って、「お浸し」にして「お茶うけ」や食事の一品とする。これはホウレン草などに比べ野性味があり、また独特の香りと味わいがあって、鰹節を振り醤油をかけて食すと、何とも言えない早春の味覚・酒の肴の一品となります。

またセリも早春の味覚です。ナズナと同じ頃に、ふつうに食卓にのぼります。海育ちの筆者など、ナズナやセリがどこで採れるのか、まったくの不案内ですが、地元の人たちは、いつのまにか、どこからともなく、摘み採ってくるのです。

その次の主役はワラビとなります。ワラビはやはり平地よりも山間の、とくに木曽の御嶽山の麓のワラビは、太く大きくそしてやわらかい上質な物。ときどき「おすそ分け」で頂戴しましたが、そのまま茹《ゆ》でて鰹節と醤油で食しても、また油揚と煮てみても、ワラビそのものが一等品であるから、まずいわけがありません。

ワラビはキノコほど探すのに苦労がないため、時間をかければ大量に採れるためか、塩漬けにして、保存食にしている家庭も多いようです。塩抜きをすればいつでも食卓にのせることができる、信州ではいちばんポピュラーな山菜といってよいでしょう。

次にはタラの芽とウドとコシアブラが顔を出します。地元で「タラの芽は山菜の王様、コシアブラは女王」などと言われている、その王様のタラの芽ですが、最近、都会の人たちが山に入って、タラの芽をごっそり持ち帰ると聞きます。それも芽だけを採らずに、木そのものを伐採して持ち帰り、水に挿《さ》して、芽が食べ頃になるまで置いておき、それから食べるというのです。

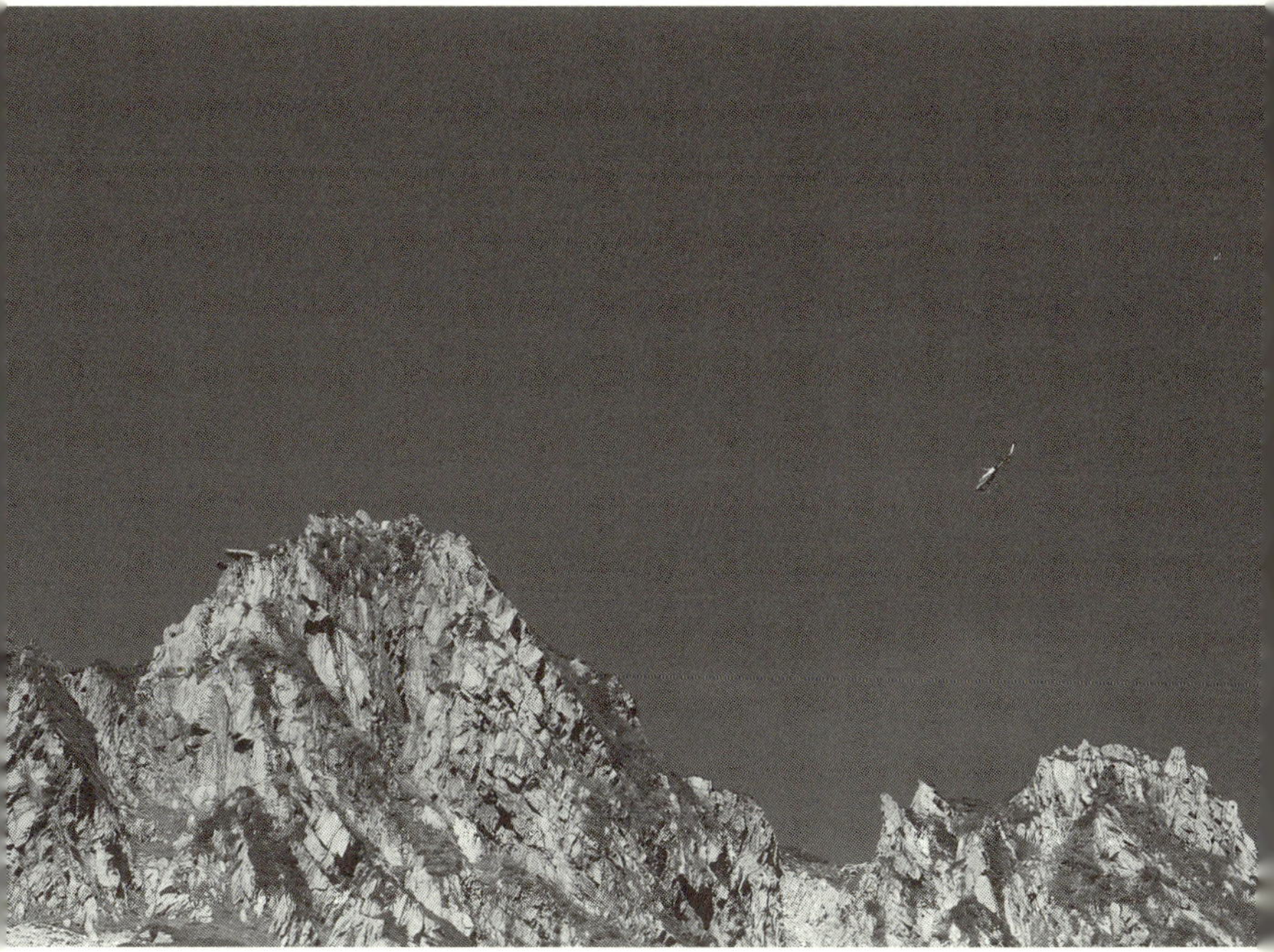

▲宝剣山

どうも個人ではなく業者の仕業ではないか、と地元では疑っていますが、タラの木は、切ってしまうとそのまま枯死してしまいます。だから地元の人は、タラの木を切ることはなく、春先の芽だけを採集します。棒状の樹木のために、枯らさないように芽は必ず一つ残しておくそうです。

そのような山のルールを知らない都会人が、むやみに山に入ることにより、「掟破り」の行為をおかしてしまい、結果として山を荒廃させていく。最近では天然の河川に業者が、人工的にバーベキュー用の砂州を造る。その結果、上流の大雨によって被害を受け、人命が失われています。このようなニュースを見るたびに、都会の人は、自然に対する恐れと畏敬の念を、もっと持ってほしいと思われてなりません。

そういえば、子供の頃を思い出すと、海辺でもさまざまなルール（決まり）が、海の秩序を守り、身の危険を教えてくれました。まず春先の潮干狩り（アサリ堀り）は、彼岸の頃から四月いっぱいまでしか許されていませんでした。その頃に耳にした理由が「五月からのアサリは毒をもつ」という言い伝えでした。だから誰も五月からは潮干狩りをしません。結果として資源が守られて、毎年、春先に旬の、たっぷり身の入ったアサリが食卓に上ることになったのです。

また川の河口の汽水域の危険な深みは、「河童が出て人を引きずり込む」という言い伝えがあり、子供たちの誰もが泳ぐことがありませんでした。そのために、遊泳の子供が溺れることもなく、長年にわたって子供達の命が守られてきました。

また海辺ではどこでも同じだと思いますが、土用波が立ったら海水浴はしない、という鉄則がありました。じっさい、台風の影響で突然に大波が打ち寄せてくることもあれば、電気クラゲが急に増えて、刺された記憶が筆者にも残っています。地元で長年守られてきた「言い伝え」は、そのような長い経験に裏付けられた、先人の知恵の結晶だと言ってよいでしょう。


信州では、これらの季節を過ぎると今度は、山ブキの出番となります。栽培のフキは長いシーズン、スーパーの店頭に並んでいますが、天然のヤマブキは、五月の中旬の頃が最盛期となります。これがまた野趣に富んでいて、何とも言えない香りと味わいがあるのです。つくだ煮風に煮込んだものは、保存もできるし食卓の常備菜としても、申し分ない一品と言ってよいでしょう。

信州でも長野市周辺の北信地方になると、六月にはネマガリダケの季節に入ります。細い小指状のタケノコですが、やはり信州の春の山菜の、一方の雄ではないでしょうか。ネマガリダケの季節になると、ときどき地元新聞に行方不明のニュースが掲載されます。背丈よりも高い笹の中に入り込んで、ネマガリダケを探す。すると収穫に熱中してしまい、自分の居場所が分からなくなって、一時的に行方不明となるとのこと。このネマガリダケも、他の山菜と同じように、人を惑わせる、不思議な「魔力」を持っていると言っていいのだろうと思います。

昆虫食の伝統

長野県に住んで、驚かされたことは、県外の人のほとんどがびっくりする、「昆虫食」の根強い習慣です。特に地元ではスガレと呼ばれていますが、一般にはジバチと名付けられている「蜂の子」を、好んで食卓にのせることです。

このスガレの蜂の子の捕獲方法は、すでに知っておられる方も多いと思われますが（NHKのテレビで特集したことがありました）、待ちに待ったその季節になると、二人一組でチームを組んで、まず蜂の巣を探します。ジバチは畑の畦や崖地の土の中に営巣するために、ふつうにはなかなか見つけることが困難なものです。

巣を見つける方法は、次のとおりです。ジバチは肉食で、餌を探し回るために、だいたいは蛙を捕獲して、その肉を木の枝に刺しておくのです。するとジバチが見つけ出して、幼虫のためにその肉をくわえて巣に戻ります。その瞬間に、ジバチの足に真綿をつけて、飛んで行くハチの白い真綿を目印に、巣までを追っかけていくのです。

テレビで見た映像では、一人はハチを追いかけます。いっぽう、一人は見張り番で、木の上からハチがどの方向へ飛んで行ったのかを確認、その行方を追手に指示するのです。追手は蜂を追いかけ、ほとんど足元を見ていません。テレビの映像を見たとき、何とも危なっかしく思えましたが、石ころや小川や、切り株や荒れ地があっても、不思議に追手は怪我をしないとのことで、見つけたスガレの巣は、花火の煙幕により親蜂を仮死させて、次に土を掘り起こして、巣をすべて持ち出して、巣ごと持ち帰ったあと、幼虫（ハチノコ）を取り出してから、その幼虫を食卓に載せるというのです。

筆者も何度か、ハチノコを食べる機会がありましたが、地元でのいちばんの料理法は、誰もが「ハチノコご飯」だと口をそろえます。ハチノコを炊き込みご飯にするのですが、食卓にのぼったハチノコご飯を見ると、幼虫のハチノコ（イモムシに近い）とともに、すでに羽化した成虫のハチもまざっているのです。羽のついたハチが加わったご飯は、さすがに食い意地の張った筆者でも、食べるのがはばかられました。しかし地元の人たちは、誰に聞いてみても、ハチノコご飯がいちばんおいしいと言うのです。

もう一つの料理法は、幼虫のハチノコをフライパンでさっと煎って、軽い塩味で食べる料理法です。こちらはあまり神経質にならなければ、ふつうに食べることができるでしょう。信州の人は、たいへんにハチノコに入れ込みますが、初めて食べる人であっても、それなりに独特な味わいのある食材だろうと思います。瓶詰めにして売っている、ときどき見かけるハチノコのつくだ煮は、地元の人はほとんど見向きもしないようでした。

もうひとつ、驚いたことには、その季節になるとハチノコが、地元の八百屋さんの店頭で売っていることでした。たぶん専門にハチノコを獲る業者の人が、市場に出荷しているのでしょう。それを仕入れた八百屋さんが、果物や野菜と共に、ハチノコを店頭に並べて売っているのです。見るとハチの巣（だいたい一尺［30センチ］ほどの、厚さが2センチ位の平たいもの。その中にびっしりハチノコが詰まっている）には、ほとんどが幼虫ですが、なかに羽化して飛びそうになっている成虫も混ざっているのです。

羽根音の聞こえるハチの巣を買っていく人は、どのような人なのか、顔を見たいと思いますが、刺される危険もあるので、店頭から早々に退散した記憶がのこっています。じっさいに八百屋のご主人は、ハチノコを扱うために、何度か刺された経験があると言っていました。

ハチノコは、信州人にはやはり、魔力をもった特別な食材のようで、地元地域ではほとんど取り尽くしたとのこと。そのため以前から、自宅の庭先でハチノコを育てている人（これは南信の伊那地方に多い）、もう一つは他県に出かけてハチノコを追っかける人がいるといいます。中には四国にまで出向く人がいる、と聞いたことがありました。

地元の人の中には、ジバチ（スガレ）だけでなくアシナガバチもスズメバチでも、同じように「ハチノコ」を食べる、と耳にしたことがあります。ハチに向けられた、これだけの執念と情熱は、やはり信州人をおいて、ほかにはいないと思われてなりません。

最近、また「ハチノコ」の記事を目にしました。人間の原初的な狩猟本能を再確認させられましたが、なかなか興味深い文章なので以下、紹介してみます。

佐佐木幸綱（『サラダ記念日』で有名となった俵万智の師）という有名な歌人のエッ

セーです。もう二十年も前から、毎年、ヘボのために岐阜県の郡上大和に通い続けているというのです。郡上大和は盆踊りで有名な郡上八幡の隣町。ヘボというのが信州でいう「すがれ（ジバチ）」のこと。目的はヘボを肴にみなで酒を飲むことで、七、八人の仲間で、一日がかりで山を駆け回って蜂を追いかけ、ハチノコがつまった巣を見つけるのが、なんとも楽しいというのです。

その情景描写を、かいつまんで紹介してみましょう。

四輪駆動の小型トラックで林道を上って山中に入る。あちこちに餌となる肉を刺した棒を立てておく（ここでは鯉の肉のぶつ切りだそうです）。やがて働きバチがそれを見つけて、肉をくわえて巣に運ぶ。その方向と、再び飛んでくる時間で距離を測るとのこと。ハチは餌と巣とのあいだを、同じルートで飛ぶ習性があるため、見失ってもまたそこで待っていると、そのハチが通過する。ここでは小さくちぎった白い薄紙をハチにつける。その紙片のついたハチを追いかけて、時には何百メートルも走って、山の斜面を駆け上がるというのです。ジバチは山の斜面に巣を作っているため、小さな巣穴を見つけたら、火をつけた花火を突っ込んで、煙でハチを気絶させる。最後に、巣穴を掘り出すと、でかいものはサッカーボールよりも大きく、穴に手袋の手を突っ込んだとき、皆の目が集中する。この瞬間、「ワクワク、どきどき」が最高潮に達するとのこと。

取ったハチノコ（ヘボ）は少量の油と醤油で煎り上げたり、羽化してハチの形になったものは唐揚げにすると、さくさくして旨いとのこと。あとは炊き込みご飯。ちょっと気持ちが悪いけれど、一口食えば旨さがわかり、こうした料理を肴に飲む酒は、一日の苦労も加わって、なんとも言えない味で、酒がどんどんすすむと記しています（読売新聞・日曜版「味な話」より）。

ジバチ（ヘボ）を追っかけて、ハチの巣の場所を発見してから、ごっそりとハチノコを手に入れる。それを持ち帰り、さまざまな料理法で、晩酌の肴にする。このような佐佐木氏の高揚した文章中には、童心に帰ったというよりも、人間の根源にひそむ狩猟採集の縄文人の「たましい」が躍動しているように思われてなりません。

また、イナゴは全国的にふつうに食べられていますが、信州独特の昆虫食に、天竜川沿いで食する、ザザムシがあります。これは冬場に天竜川の上流で（伊那地方だけのようです）寒中のさなかに、川底の石をさらえて、さまざまな虫の幼虫を捕獲して、煮つけにして食べるという、天竜川独特の食材となっています。

冬場はタンパク源が乏しいために、このような食習慣が定着したのではないか、との説を耳にしましたが、いちど好奇心から口にしてみると、なんとも味のない淡白な、お世辞にもおいしいとは言えないしろものでした。けれども昔から、冬場の貴重なタンパク源として、地元の人々に珍重されてきたのかもしれません。

また松本や諏訪・岡谷地方は養蚕が盛んだったこともあり、カイコの「さなぎ」が食卓に上がったといいます。同じくタンパク源の一つとして、戦前から戦後にはふつうに食べられていたと聞きました。つい最近耳にした話では、幼虫のカイコも食べた。成虫の羽化した蛾も食べたという人がおられました。もしかするとその土地と風土によって、さまざまな昆虫食が、貴重なタンパク源として人々に愛好されて、食習慣として根づいていったのではないでしょうか。

もう一つ、付け足しておくと、ヘビもふつうに食べていたようです。シマヘビなどはおいしかった、と懐かしむ人もいました。一昔前には「ヘビ捕りの名人」がいたとのことで、マムシなどはお金にもなるため、棲息する場所を見つけて、生きたまま捕獲して業者に売ったといいます。筆者が信州に来たときには、残念ながらすでにそのような人は、周囲におられませんでした。

野鳥についても触れておきましょう。じつは信州では野鳥のツグミやアトリなど（いちばん美味い肉とのことです）、カスミ網で捕獲して、食卓にふつうにのせていたといいます。途中で野鳥保護のために禁止されましたが、しばらくは密猟で捕獲、そのシーズンになると山奥の食堂などで、ふつうに供されていたとのこと。今はまったく耳にしませんから、カスミ網猟もついに根絶したものと思われます。

そうそう、もう一つ思い出しました。秋の味覚の代表・栗も、狩猟採集の本能をくすぐる「山の幸」と言ってよいでしょう。木曾谷に入ると木曾福島という町があります。ここは江戸時代に関所があり、代官のいる幕府の天領として栄えました。そのため、老舗のお菓子屋さんが何軒もあり、秋の味覚としての代表的お菓子が「栗子餅《くりこもち》」となっています。搗《つ》きたての餅を栗の餡で包んだ、黄色のかわいいお菓子です（有名デパートで入手できる、中津川の有名な「栗きんとん」とは違います）。昔は天然の山栗を採集して、使っていたようですが今は、栽培種の栗になっています。この「栗子餅」は、筆者が信州で出合ったいちばん気に入った味覚でした。その時期にだけ店頭に顔を出すことも、季節感が味わえる山国・木曾の代表的な味覚です。

昔は誰も、その季節になると「山栗」を拾いに山に入ったと聞きました。栽培種よりも小さいけれども、甘みは抜群との話でしたが、山栗を信州での二十五年間、いちども味わえなかったことは、ちょっと心残りです。

筆者の寺の本堂裏手の共同墓地には、ふた抱えもある栗の大木があって、秋にたくさんの栗の実がみのりました。共同墓地ですからその季節、近所のおばさんたちが拾いにやってきました。あまり関心を持っていなかったのでしたが、近くの都会育ちのお嫁さんが、やはりはじめは「栗拾い」に何の関心も持っていなかったのに、おばあちゃんに誘われて初体験。すぐにその魔力にはまってしまったようでした。それからというもの、その季節、バケツを持って栗拾いに精を出す。何度も目撃しましたから、「栗拾い」の魔力から逃れられなくなったことは間違いありません。

今おもえば、このお嫁さんも、頭をもたげた「狩猟採集本能」に衝き動かされたためだと思われます。筆者も何度か挑戦しましたが、地上に落ちたトゲトゲのイガを、靴で押さえて開くと、中から茶色に光る立派な栗が顔を出す。だんだんおもしろくなって、途中で止めることができなくなる。秋の季節には毎年、いちどは栗拾いに精を出すことになりました。

野生動物の増加

二十五年の日暮らしを通して、信州は豊かな自然に恵まれた、素晴らしい風土であることを、日々実感してきました。その象徴的なエピソードが数年前に耳にした次の話です。

東京で生まれ育った生粋の都会人が、転勤で松本市に住むことになった。初夏だったのでしょう、松本の市街地で、はじめてカッコウの鳴く声を聞いたというのです。その瞬間に、「松本に住みたい」との思いが忽然《こつぜん》と起こり、定年を迎えたいま、松本に自宅を構えて松本市民となって暮らしているのです。

一目惚れではなく、「一声惚れ」?と言ってもよいでしょう。

松本市はいまでも、ふつうに町中で、カッコウの鳴く声を耳にします（横断歩道の青信号と間違う人がいるかもしれませんが、ほんもののカッコウです）。筆者の暮らしていた周辺にも、五月中旬には、必ずカッコウがやってきました。カッコウの一声に、初夏の訪れを知らされました。同じ仲間のホトトギスの鳴き声も聞きます。この季節になると「目に青葉／山ほととぎす／初ガツオ」の句が浮かんで、食卓に「カツオのたたき」がの

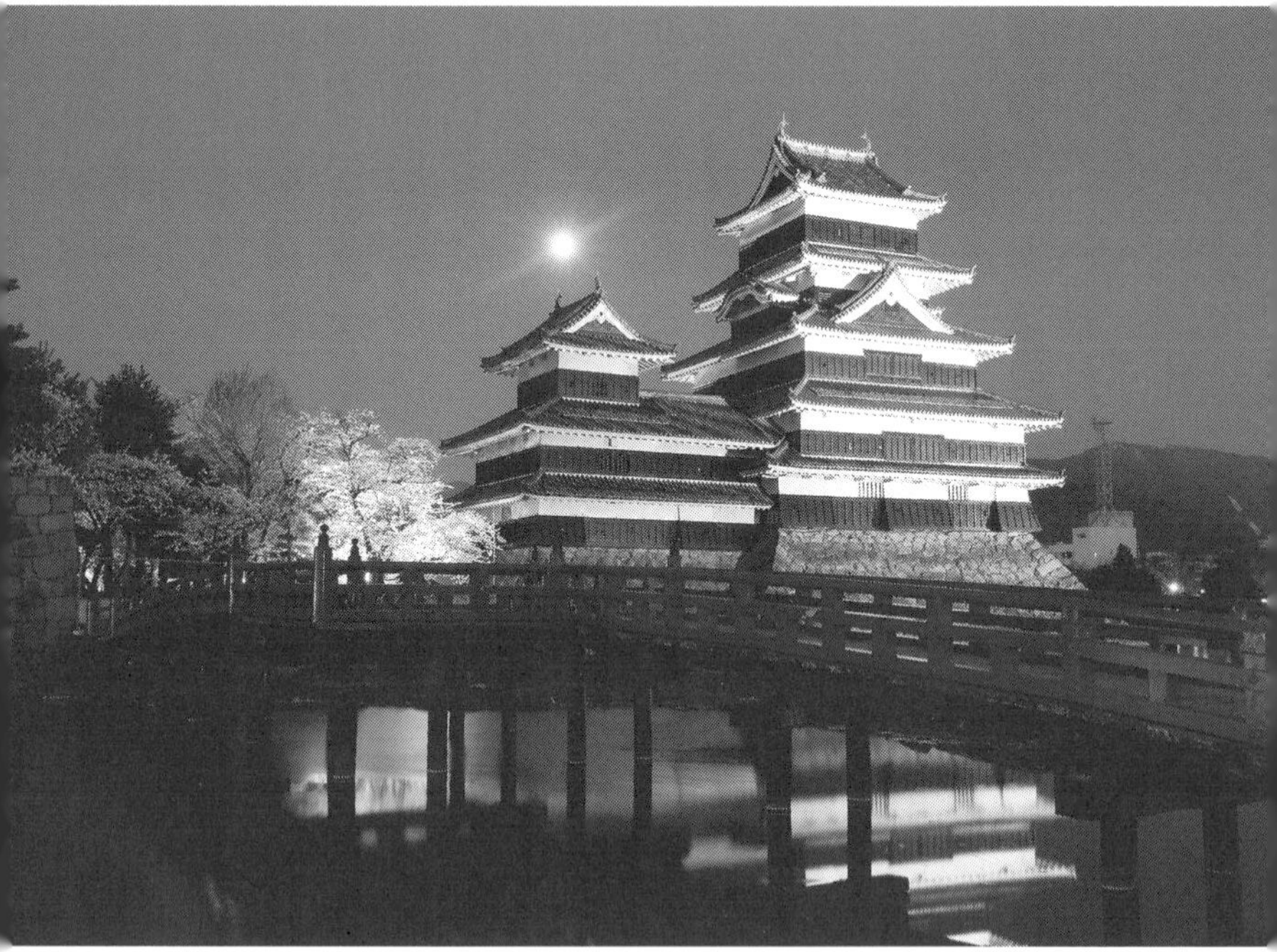

▲松本城

ることを、待ち焦がれることになりました。

日本国中、野生動物が増えてきたことは、さまざまなニュースで周知の事実となっていますが、長野県はふつうに国道を走っていても、野生動物と遭遇するチャンスに恵まれます。その機会の多い動物の筆頭が、ニホンザルでしょう。木曾に向かう国道十九号などでは、ガードレールに猿の群れが乗っていたりします。

小猿を連れた群れなど、何とも愛らしいのですが、農家にとっては始末におえない害獣です。隣の村では、十数年前から田畑がサルの被害に会って、作物を作れないと嘆いていました。この村では、高冷地であったために、ついにはソバ（蕎麦）が主要な作物となってしまったと聞きました。

サルには学習能力があるのでしょう、ほとんどの農作物が被害に遭うといいます。トウモロコシやカボチャや果樹などは、サルの大好物で、まったく作れないとのこと。

北に位置する大町市周辺も、サルの群れが出没するとのことで（いちどドライブの途中で、十匹前後の、道路をのんびり横断するサルの群れに出合いました）、最近はなんと、イネ（稲）までが被害にあうと聞きました。収穫前のイネの穂を口にくわえて、もみ（籾）

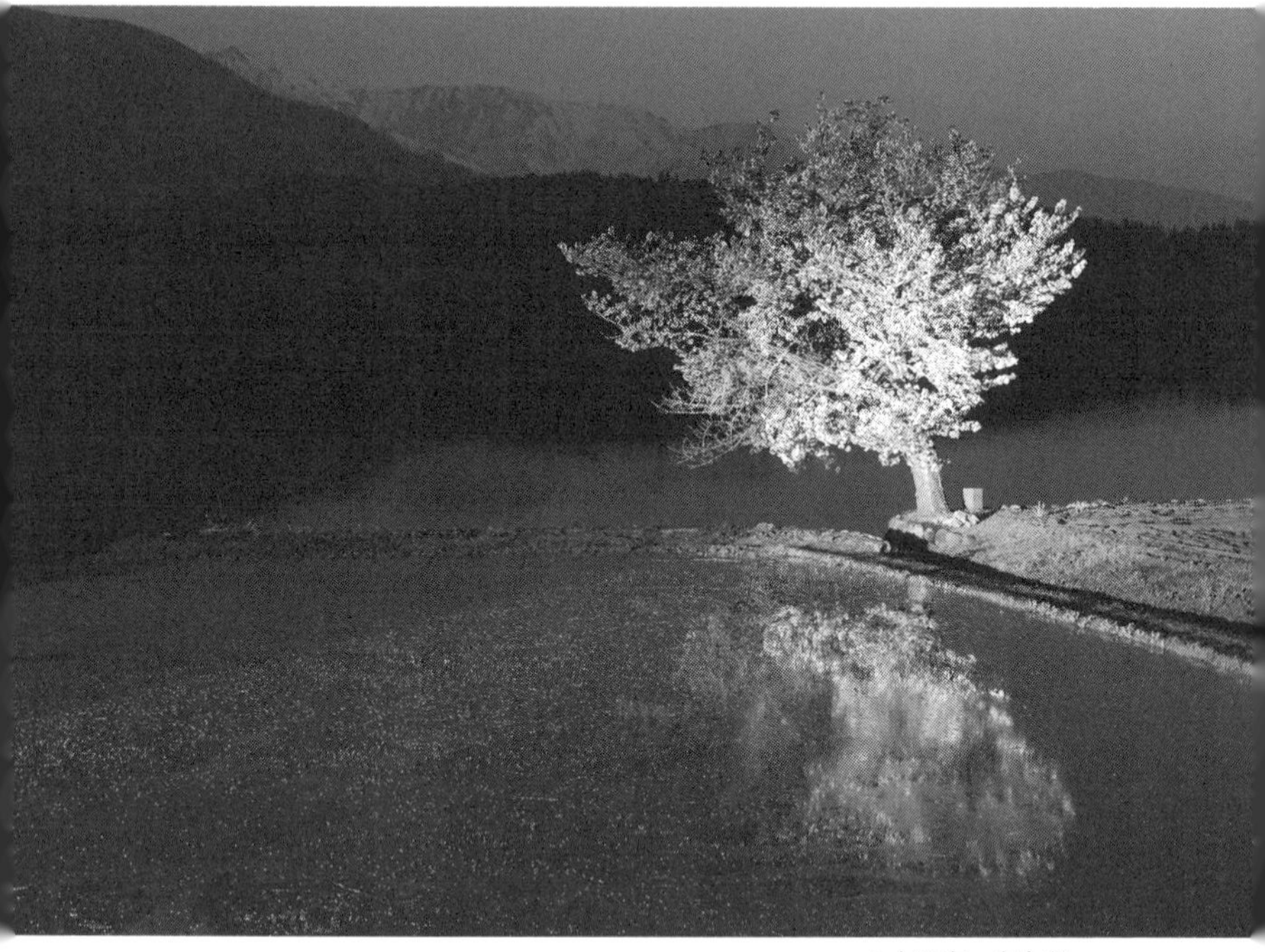

▲大田市　青木湖

を噛んでから、もみ殻だけを吐き出すというのです。

被害にあった農家は、とうとう稲作をやめて、ソバに転作したと聞きました。ソバだけは実が固いために、サルでも「歯が立たない」ということのようです。

野生動物の中でも、いちばん賢いサルは、国道を渡るときに、左右を確認しながら渡ると聞きました。ある人が、「片手をあげて渡る」と言っていましたが、これは酒席での冗談話だろうと思います。けれども車に轢かれた仲間のサルを、道路脇まで引きずって助けようとしたケースは、じっさいにあったと聞きました。

いっぽうで「サルまね」の言葉があるように、サルは人の行動を真似することがあるというのです。別の人から聞きましたが、ドライブに行ったら、途中で行く手をさえぎるように、サルの群れがたむろしていた。それで車を降りて、そばの石ころを投げつけてサルを追っ払おうとしたら、サルがその石を拾って投げ返してきた。それで車のフロントガラスにひびが入ったというのです。真顔で真剣に話していたその人の様子から、これは「ほんとうだろう」と思いました。

（類人猿研究者によると、人間にいちばん近いチンパンジーでも、「まねすることが苦手」とのことですが、ニホンザルでこのような体験談があるのです。「サルまね」の言葉が、

なぜ生まれてきたのか、調べて欲しいと願っています）

天然記念物の日本カモシカも、思わぬ場所で遭遇することがあります。保護されていることを知っているかのように、人間を恐れません。シカとは言っても、ウシ科に属する動物ですから、体格は大きいものの思ったより性格は温和です。一度、裏の墓地で、十メートルほどの至近距離で対面しましたが、驚く様子はまったくなく、カメラを取りに戻ったら、いつのまにか姿を消していました。あるときは、近くのＪＲの線路脇で目撃したこともあります。カモシカも信州では、ますます身近な野生動物になってきたように感じます。

ツキノワグマなどの出没

クマだけは、信州生まれではない筆者は、ほんとうに恐い存在です。クマと言ってもツキノワグマですが、信州に住み始めた二十五年ほど前は、クマ出没のニュースを、ほとんど耳にしたことがありませんでした。その季節に山間で、養蜂業者の蜜蜂が襲われた、などの話は聞いたことがありましたが、人里付近に顔を出すことはありませんでした。

ところが十数年前から、人家の近くに出没して、畑のトウモロコシなどが荒らされたり、秋には庭先の柿の実が餌食となることが目立ってきました（木に上って柿の枝を落として、地上で実を食べる。満腹すると木の上に枝で上手にベッドを作り、しばらく休憩していく、とのことです）。

近くの集落では数年前に、ニワトリ小屋が襲われたと聞きました。ツキノワグマはもともと木の実などの草食中心、肉食ではないのに、「なぜ？」と驚いたことがあります。クマが人里近くに出没し始めた原因は、まず里山が荒れたことが上げられるでしょう。一昔前は、人の入る山は、手入れがいき届いていました。下草はきれいに刈り取られて、野生動物と人間の、生活領域の棲み分けが、はっきりと出来ていたように感じます。

それが、文明化がすすみ生活スタイルの激変（電化製品・灯油やプロパンガスの普及）によって、里山が荒廃していくことになりました。山間部の人口減少は、ますます人の住む集落と野生動物の生息域の混在を生んで、結果として人とクマとの遭遇が、増加することになっているようです。

またいっぽうで、狩猟にたずさわる猟師の激減が指摘されています。以前に聞いた話では、近在のとあるクマ生息域の山で、一年にクマ二十四頭を仕留めた名人がいたといいます。この数の多さは、日本版「ギネスブック」に載ったと聞きましたが、筆者には確かめるすべがありません。

事実かどうかはともかく、東北のマタギのような狩猟の名人が、一昔前は山里に、何人もいたはずです。それが時代の変化にともなって、猟師の高齢化がすすみ、若者の狩猟離れによって、結果的にクマの個体数が激増している、との印象を抱いています。

数年前には、木曾地方を走るJR中央西線（塩尻―名古屋間）で、その年に三回も、線路上でクマが轢かれたと聞きました。一シーズンに三頭とは、信じられない数字ですが、もしも事実だとすれば、個体数の激増以外には考えられない事態です（鉄道線路は野生動物の獣道《けものみち》を寸断しているため、線路を横切る野生動物がいることは必然となります）。

また、これも数年前でしたが、夏の観光シーズンに、乗鞍山頂付近で、観光客がクマに襲われた事件がありました。高山地帯にクマが出没すること自体が、まず考えられないことですが、じっさいに起こった事件です。

イノシシの被害も深刻のようです。ジャガイモなどの根菜類が荒らされています。また田んぼのイネ（稲）が、気持ちがいいのか、体についた寄生虫退治のためか、イネの上で寝ころがって、あちこちのイネを倒してしまう。イノシシに荒らされたイネは、野生動物

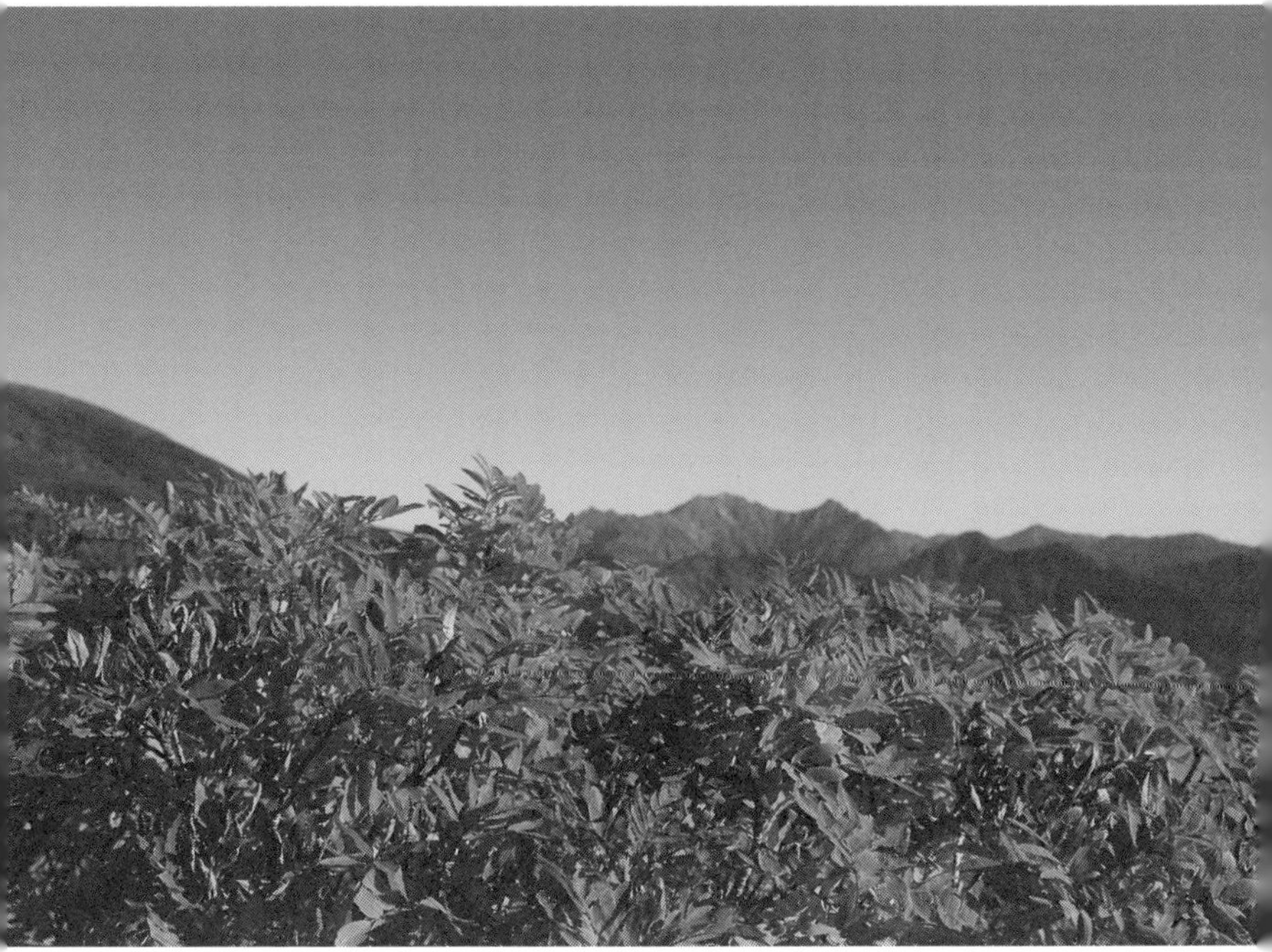
▲乗鞍

特有の臭いが染みついて、収穫はできてもその一帯の米は食料にならないと聞きました。

ニホンジカの増加も、頭の痛い問題です。すでに生息域が拡大して山岳地帯まで出没するため、貴重な高山植物が荒らされていると聞きます。また以前から、植林の木に被害を与えるなど、さまざまな問題を引き起こしてきましたが、まず天敵がいないことが（昔はオオカミが天敵でした）、増加のいちばんの要因だと言われています。もう一つが先のとおり、猟をする人の激減です。

数年前に免許をとって、狩猟を始めた五十代の檀家さんがいましたが、近くの山麓で鹿狩りをした体験を語ってくれました。数人で狩りをするそうですが、勢子《せこ》（シカを追い出す役）と撃ち方の二グループに分かれて、そのとき彼は撃ち方に加わったというのです。勢子が追い出してきたシカを待ち伏せしていると、シカの群れが一気に走ってきた。立派な角の雄ジカを先頭に、十数頭の群れが走り抜けていく光景は、サバンナで野生動物の群れを目撃したかのように勇壮で、銃を撃つことも忘れて見惚れてしまったと、そのときの体験を語ってくれました。このエピソードなども、いかにニホンジカが急激に増加しているかの、実地の証言だと思われます。

また十数年前は、里山近くに野生のキジが数多く生息していました。あの独特の鳴き声を耳にすることも多く、運がよければ、キジの親子が遊んでいる姿を目撃することもできました。国鳥に指定されていることが、なるほどとうなずける、ほんとうに色鮮やかな素晴らしい姿の野鳥です。

ところが最近では、ほとんどキジの存在を確認できなくなってきました。これは聞くところによると、どうもキツネが増加して、地上に生息するキジの巣を襲っているらしいのです。ヒナが六、七羽かえっても、キツネに襲われればひとたまりもないでしょう。

外来動物のアライグマや、ハクビシンなどもいつのまにか、全国どこにでも生息するようになっています。長野県ではハクビシンの増加が深刻で、トウモロコシなどに被害を与えています。知り合いの農家は数年前に、出荷用のトウモロコシが、全部ハクビシンの被害にあったと嘆いていました。それがまたどういうわけか、明日、収穫をしようと思っていると、前日の夜に被害にあうと聞きました。予知能力を持っているわけではありませんから、出荷の頃にトウモロコシが甘みを増してくる、その熟した時期を野生の本能で嗅ぎ分けて畑を荒らす。そのような因果関係なのかもしれません。

最近、ジビエ（野生動物）料理が注目を浴びています。これらの野生動物が、ふつうに私たちの食卓に並ぶ時代がやってくれば、少しだけ人間と野生動物との、棲み分けのバランスが保たれるのかもしれません。じっさいに知り合いの家で、鹿のロース肉のステーキをご馳走になったことがあります。そのレアの肉はとても柔らかく、牛肉や豚肉などと異なって、野性味が舌にのこる、格別なおいしさでした。

プロの猟師の人によると、いちばんおいしいジビエは、クマの肉と聞きました。何しろ固い肉らしいのですが、長時間煮込んでみると、これほどおいしい肉はないと言っていました。それも冬眠中、あるいは冬眠から覚めた春先の肉だとのこと。ジビエを食べて「まずかった」と感じた人は、時期をはずした獣肉だった可能性があると思われます。

昨今、ジビエを提供するレストランも増えてきたようですから、自然界のバランスを保つためにも、野生動物が当たり前に食卓に上がる時代は、歓迎すべきことではないでしょうか。

野生動物との共生

二十五年の生活経験を踏まえると、山国で暮らしてきた信州人は、都会の人間とは異なる、野生動物に向けての、独特の「まなざし（眼差し）」があると思うのです。それが、動物たちとの「共生」の感覚です。

その家は、昔からの旧家のせいか、山や田畑を所有しており、当主はサラリーマンで企業に勤めていたため、田畑は他人に貸していました。定年後は山にさまざまな果樹、たとえばモモとかナシ、サクランボとかブドウなどを植えて、実った果物の収穫を楽しみにしていました。話を聞くと、出荷はしないで、そのほとんどを、親戚や知り合いに配っているということでした。

その果樹園は、山ぎわにあるために野生動物が、実った季節に必ず出没することとなります。サルの群れがやってくるときは、まずはロケット花火で脅かして、退散させる。またにあわないときは猟友会に頼んで、駆除する場合もあるそうですが、だいたいは猟銃の威嚇射撃で追い払うといいます。

ときにはクマが出没することもあります。そのときには檻《おり》を仕掛けてクマを捕獲することになります。クマの大好物のハチミツでおびき寄せて、檻でつかまえる。捕獲したクマは、ほとんどが殺処分される。なかには山奥に運んでから、クマの嫌いなトウガラシ・スプレーを吹きかけ、逃がす場合もあるようですが、そのクマも再び、山里に出没することには変わりがありません。これだけ個体数が増えています。かわいそうですが殺処分はやむをえないと思います。

しかしこのように野生動物の被害を受けていても、動物に向ける「まなざし」が、不思議にやさしいことに気づかされます。そのやさしさは、都会人の動物愛護や自然保護の精神とは、百八十度、異なっていると言ってよいと思うのです。

現代の私たちの野生動物のとらえ方は、自然を対象化したうえで個体数を調べ、保護すべきかどうかを検討する、人間中心主義の考え方が隠されています。その結果として、絶滅危惧種や天然記念物などの指定がなされていく。そこには、人類を「万物の霊長」と見なす、他の動物とは一線を画した、人類を絶対化する「人間中心主義」が色濃く流れています。

しかし信州の山里の人たちは、まったく異なる感覚で、野生動物を受け止めているように感じるのです。それに強いて言葉を与えると、クマやイノシシやサルも、同じ生き物であると見なす「共生の感覚」と言ってよいでしょう。同じ生命を生きている「同類の仲間」であると見なす感受性（センス）です。

信州に暮らしていると、いつのまにか昔話の「サルかに合戦」や「桃太郎」、クマと相撲をとる「金太郎」などの童話が、信州人の日暮らしの延長線上に浮かんでくるように思われるのです。

被害があれば殺処分することを厭わない。都会人から見れば、野生動物を無慈悲に殺していると見えるかもしれません。しかし信州の山国の人々は野生動物を、どこかで同類と見なして、「殺さざるを得ない」悲しみを、こころの奥底に感じながら、駆除や殺処分を行なっているように感じます。同じ生命を生きている同類としての「共生感覚」を抱きながらも、やむをえず殺すという、どこかに共感のこころ（シンパシー）が流れていると思うのです。

宮沢賢治の童話『なめとこ山の熊』

この信州人のメンタリティーは、おのずと宮沢賢治の童話の世界へと導いてくれるようです。賢治の童話に『なめとこ山の熊』という作品があります。おおむね、次のようなストーリーとなっています。

「なめとこ山の熊の話ならおもしろい」の出だしで始まって、「なめとこ山には、昔、熊がごちゃごちゃ居たそうだ」「なめとこ山の熊の胆《い》は名高いものとなっている」「だから熊はなめとこ山で赤い舌をべろべろ吐いて谷をわたったり熊の子供がすもうをとっておしまいぽかぽか撲《なぐ》りあったりしていることはたしかだ。熊捕りの名人の淵沢小十郎がそれを片っぱしから捕ったのだ」とつづきます。小十郎は「ポルトガル伝来というような大きな重い鉄砲をもってたくましい黄いろな犬を連れて」なめとこ山を縦横に歩いたのであるが、「なめとこ山の熊は小十郎がすきなのだ」なのです。

熊がごちゃごちゃいるなめとこ山で、熊捕りの名人・小十郎は大きな銃で、片っぱしから捕っていったのです。しかしなめとこ山の熊は、その小十郎を好きだったのです。いっぽうの小十郎も、熊の月の輪をめがけてズドンとやったあとに「熊。おれはてめえを憎くて殺したのではねえんだぞ。おれも商売ならてめえを射たなけぁならねえ。ほかの罪のねえ仕事していんだが畑はなし木はお上のものにきまったし里へ出ても誰も相手にしねえ。仕方なしに猟師なんぞしるんだ。てめえも熊に生まれたが因果ならおれもこんな商売が因果だ。やい。この次には熊なんぞに生まれなよ」。そして小十郎はもう熊のことばだってわかるような気がするようになっていきます。

そしてある年の夏のこと、小十郎はすぐ目の前の大きな木に、大きな熊が猫のように背中をまるめてよじ登っているのを見ました。鉄砲をかまえると熊は、木の上からどたりと落ちてきて、両手をあげて叫びます。

「お前は何かほしくておれを殺すんだ」。「ああ、おれはお前の毛皮と、胆のほかにはなんにもいらない」と言うと「もう二年ばかり待ってくれ、おれも死ぬのはもうかまわないようなもんだけれども少し残した仕事があるしただ二年だけ待ってくれ。二年目にはおれもおまえの家の前でちゃんと死んでいてやるから。毛皮も胃袋もやってしまうから」と言いました。

それから二年目のある朝、外に出ると見たことのある赤黒いものが横たわっていました。小十郎が寄ってみると、この前の熊が口いっぱいに血を吐いて倒れています。「小十郎はおもわず拝むようにした」。手を合わせて死んだ熊を拝んだのです。

一月のある日、山に入って頂上で休んでいたとき、大きな熊が小十郎を襲ってきました。銃を討っても熊は倒れないでやってきました。「小十郎は頭ががあんと鳴ってまわりいちめんがまっ青になった」。それから遠くでこういう言葉を聞きます。「おお小十郎おまえを殺すつもりはなかった」。もうおれは死んだと、そのとき小十郎は思います。「これは死んだしるしだ。死ぬとき見る火だ。熊ども、ゆるせよ」と小十郎は思います。

最後は次のような文章で終わります。「それから三日目の晩だった。山の上の平らに黒い大きなものがたくさん環になって集まって、回教徒の祈りのときのように、じっとひれ伏していつまでもいつまでも動かなかった。月明かりで見るといちばん高いところに小十郎の死骸が半分座ったように置かれていた。「思いなしかその死んで凍えてしまった小十郎の顔はまるで生きているときのように冴え冴えして何か笑っているようにさえ見えたのでした」。

ここで描かれている熊捕りの名人・小十郎と熊との関係は、現代の「自然保護」や「動物愛護」にみられる人間と野生動物との関係とは、異なって見えるのです。百年前の宮沢賢治の時代だったからと、片づけられる問題ではないように思うのです。

「なめとこ山の熊は小十郎がすきなのだ」「てめえも熊に生まれたが因果ならおれもこんな商売が因果だ。やい。この次には熊なんぞに生まれなよ」の言葉や、死ぬ間際に「熊ども、ゆるせよ」と思った小十郎の最期。この童話は、私たちの一時代前、人間と動物が分け隔てなく共存していた世界を、かいま見せていると思うのです。

そしてまだ狩猟採集の生活が色濃く残っている、信州の人々の心の中にも、このような野生動物との「共生の感覚」「同類の実感」が、日暮らしの中のすみずみにまで、生き続けていると思われてならないのです。

長寿の秘密・縄文人のDNA

以上、さまざまな角度から見てきたとおり、二十五年間にわたって、長野県の人たちの日暮らしに身近に接してきた結果として、信州人には、まだ弥生時代以降の農耕文化ではなしに、それ以前の縄文時代の「狩猟採集」生活が色濃く残っており、「縄文人のしっぽ」があちこちに顔をのぞかせている、との印象を強くおぼえるのです。

何しろ長野県は、縄文遺跡の宝庫だと言ってよいでしょう。国宝に指定されている有名な「縄文のビーナス」は、長野県茅野市の尖石《とがりいし》遺跡から出土しました。いちど尖石遺跡の博物館に行ってみましたが、出土した縄文土器や埴輪が展示されて、縄文時代から原始の人々が、この土地に定着して生活を営んでいたことが、目の当たりに理解できました。

また塩尻市の平出遺跡も、日本三大遺跡に指定されているとおり、縄文土器が出土することで有名です。

縄文時代はいちおう、一万六千五百年前から、弥生時代に移行する三千年前の頃とされていますが、その時代は縄文遺跡の「貝塚」などの発掘で分かるとおり、生活のすべてが「狩猟採集」により営まれていました。

人類発生の始原にまで戻れば、今の学説によるとアフリカで人骨が発見された、十万年ほど前のホモ・サピエンス（考えるヒト）が、人類の祖先とされています。しかしもっとさかのぼれば、まだチンパンジーやゴリラと枝分かれする前から、人類は原初的な狩猟採集の生活を、えんえんと続けてきたことになるのでしょう。

他の類人猿から、決定的に分かれた時期が百八十万年前の、二足歩行を始めたホモ・エレクトス（真正ホモ属）だと言われています。二足歩行により、道具が使用できるようになりました。また頭を支えやすくなったために、脳が発達することとなり、集団で武器や道具を使用するようになった。両手の使用で狩猟や漁労も、また果実などの採集も一挙にはかどるようになっていきました。

ですから人類はもともと、発生して以来、狩猟採集の生活によって、生命を保ってきた

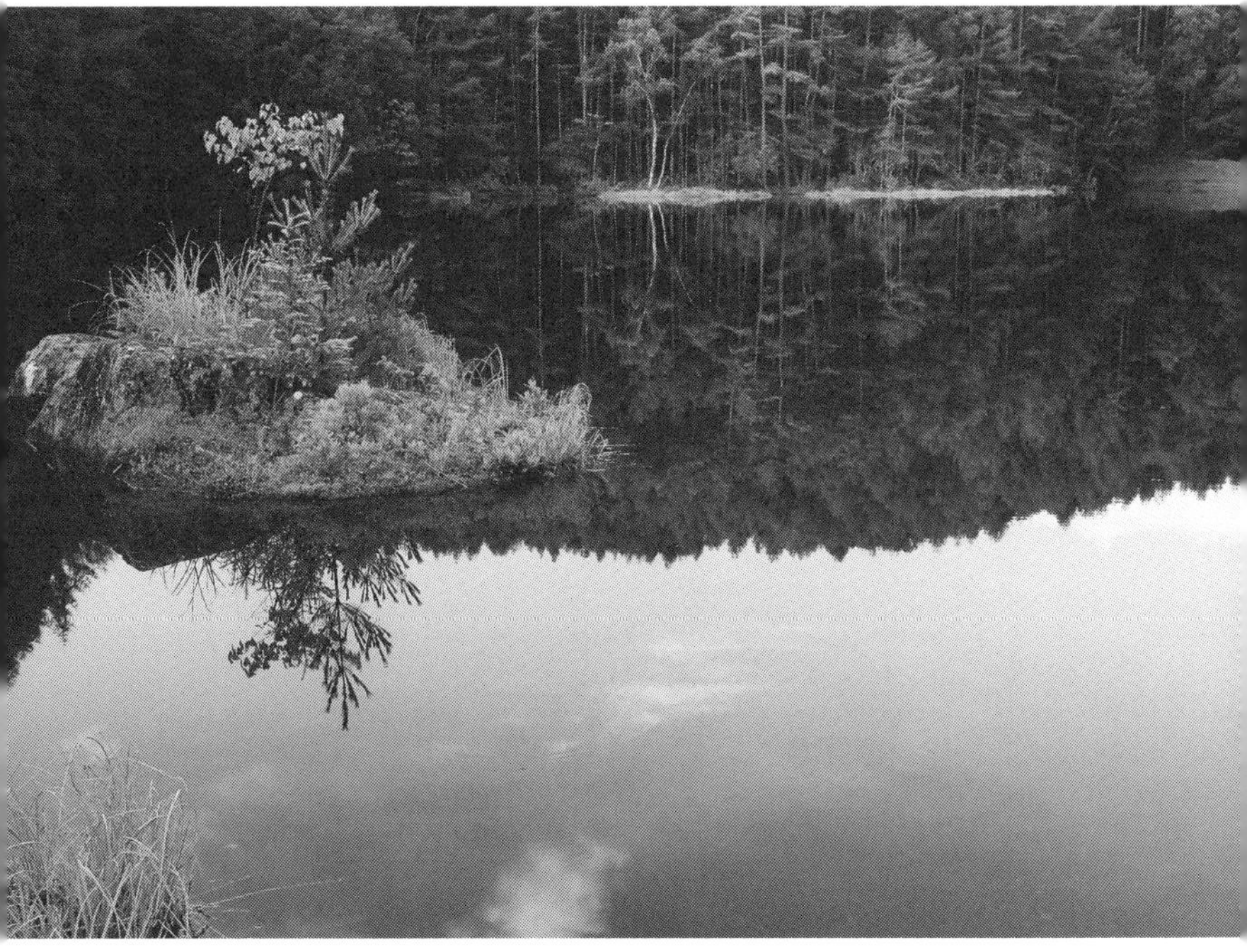

▲御身撫池

といっても過言ではありません。そのような狩猟採集生活が、人類の本来の生活スタイルであったと言ってよいのでしょう。

他の動物もだいたい同じですが、たとえばライオンなどの肉食獣は、草食獣を狩りで捕らえて獲物とする。その獲物を食べた後は満腹して、何もしないで寝ころがっています。近くに獲物となる草食獣が通りかかっても、そのまま見過ごしています。このようなあり方が、本能のままに生きている野生動物の、生態であると言ってよいでしょう。

ひるがえって、人間の二足歩行（ホモ・エレクトス）から今日までの時間を振り返ると、今の学説では、二足歩行を始めたのが、ほぼ百八十万年前（諸説があります）、稲作などの農耕を始めたのが、だいたい三千年前と言われています。ということは、人類は二足歩行を始めてからも、ほとんどの期間は、狩猟採集の生活を営んでいたということになってきます。

人類の発生（二足歩行）から現代までを、一日二十四時間に置き直してみると、時計の針で午後十一時五十八分までが狩猟採集の縄文時代までの生活。わずか二分少々が農耕を始めた時間となってきます。ということは私たち人類が発生して以来、ほとんどの時間（すべての時間と言っても過言でありません）が狩猟採集に費やされていたことが分かるのです。

一日の時間サイクルで人類の歴史を考えれば、私たちでも午後十一時五十八分までがその日の記憶です。残りの二分は一瞬の出来事。記憶に残る時間ではありません。このように考えると、私たちのＤＮＡには、二十三時間五十八分の狩猟採集時代の記憶と本能が、しっかりと身体に刻み込まれているといってよいでしょう。

これも聞いた話ですが、私たちはヘビを見ると一瞬、恐怖心を抱きます（中にはヘビが大好き、という爬虫類マニアの方もおられるようですが）。これはニホンザルも同じく、ヘビを見ると恐怖におののくらしいのです。なぜならば、太古の時代に、人間やサルの祖先は、肉食恐竜の餌食になっていた、との説があります。その「太古の記憶」が身体に刻まれている。そのために爬虫類、とくにヘビに対して本能的恐怖心を抱くというのです。

人間を捕食してきた動物には、ほかにもライオンやトラなどの猛獣がいます。しかしこれらの猛獣を見ても、本能的恐怖心を抱く人は少ないでしょう。ペットの猫も、あのまま拡大すれば猛獣の仲間です。しかし愛猫としていっしょに暮らして愛玩しています。

ここには、やはり恐竜に捕食されてきた時代の長さが隠されているはず。ライオンなどの肉食獣に捕食された期間は、永い人類の歩みの中の、ほんの一瞬だったのです。その違

いが「ヘビへの恐怖心」として、私たちの身体に刻まれていると思っています。

いつのころか、人間は「働くこと」が美徳とされて、「勤労感謝の日」が設けられたり、遊んで暮らすことを「怠惰」「非生産的」と非難されることがありますが、もともと人間は、いまの価値観でいえば、「遊んで暮らしてきた」と言ってよいと思うのです。

狩猟採集で生活を営み、残りの時間はライオンのように、のんびりと寝て暮らす。これが本来の人間の生活スタイルだったと言ってよいのでしょう。しかし肉食獣に襲われる危険が、いつもひそんでいますから、「百獣の王」のように、安心して寝そべっているわけにもいきませんが。

貴族や武士の「遊び」

その事実を示すケースが、ヨーロッパ中世の貴族の生活です。封建時代の貴族は、領地と領民を抱えて、領主として君臨していました。領民を働かせて、領主は城に住んで、優雅に暮らす。それが当時の領主と領民との関係でした。

それでは領主となる貴族は何をしていたのでしょうか。当然に、領地を守り領民を働かせていたわけですが、それではふだんは何をやっていたのかというと、余暇の時間は、社交パーティーや賭け事、競馬に興じたりする「遊び」などであり、もう一つが野外での「狩り」だったようです。

いまでもイギリスなどで残っている「キツネ狩り」や、もっと古くから行なわれていた「鷹狩り」などは、貴族など支配階級の特権的な遊びだったようで、わが国の中世でも、似たようなものでした。

たとえば鎌倉幕府を開いた源頼朝は、政権を確立したあとに、富士のすそ野で、家来と共に大がかりな「巻狩《まきがり》」を行なっています。そのときに長男の頼家がはじめてイノシシを弓矢で射止めた。そのことを、わがことのように喜んだと伝えています。また中世の武士の生活を描いた「絵巻」などを見ると、屋敷の中に鷹が飼われていますから、当時の武士は、当たり前に「鷹狩り」を行なっていたことは間違いありません。

わが国の皇室は現在でも、「お料場（鴨場）」を数カ所もっており、鴨を捕獲してきたことが分かります。長良川の有名な「鵜飼い」も、宮内庁管轄の御料場の「鵜飼い」のことで、皇室を頂点とするわが国の貴族たちも、昔から「狩り」をはじめとする狩猟や、「蹴鞠」などの遊びに興じることが、日々の当たり前の生活だったらしいのです。

貴族の文化的教養と見なされた「和歌」についても、たとえば後鳥羽上皇の時代には「歌合《うたあわせ》」と称して、歌の名手を集めて、一つの「歌題」を与えて、競わせて優劣を争わせる。これも一つの「遊び」であったと言ってよいでしょう。

ということは暇な時間には、非生産的な「遊び」に興じることこそが、当時の支配階級・上流階級にとって、いちばんの楽しみであり、喜びであったと見なしてよいと思うのです。

十九世紀初頭のオランダの学者、ホイジンガという人が、人類の定義としてホモ・ルーデンス、いわゆる「遊ぶ人」と言ったことは、すでによく知られています。人類の定義はほかに、ホモ・モーベンス（動く人）やホモ・ファーベル（道具を使う人）など、さまざまな角度から人類の活動をとらえて、定義されてきましたが、「遊ぶ人」は人類のひとつの本質をとらえた、的確な定義ではないでしょうか。

十八世紀のドイツの詩人・シラーにも次の言葉があるそうです。

人間は文字どおり人間であるときだけ遊んでいるのであって、遊んでいるところだけ真の人間なのだ。

日本でも中世の時代に、庶民の流行歌が集められた『梁塵秘抄《りょうじんひしょう》』という書物が編まれましたが、その中におさめられた歌に、次のものがあります。

遊びをせんとや生まれけむ　戯れせんとや生まれけん
遊ぶ子供の声聞けば　我が身さえこそゆるがるれ

私たちも、子供たちが天真爛漫に、無邪気に遊ぶ姿を見ると、大人のさかしらな知恵を離れて、人間のほんらいのすがたをかいま見た気がします。子供の無心さは、私たちにさまざまな社会的拘束や不自由さを、知らせてくれるようです。

中世の時代も、やはり「遊ぶこと」と「戯れること」が、人々の心の中に、本能的な憧れとして、住み着いていたのではないでしょうか。子供の遊ぶ無邪気な声や姿に、そのような憧れが目覚めてしまう。「ホモ・ルーデンス（遊ぶ人）」というホイジンガの定義は、私たちのひとつの、人間の本来的なあり方を、教えてくれているように思われてなりません。

農耕(労働)は人間にとっての苦役

これまで見てきたとおり、人類にとって本来的な活動は、縄文時代までの「狩り」としての狩猟や漁労、山野で果実などの「採集」によって、日々の食料を確保することが、もともとの生存のための活動となっていたのです。残りの時間は、「遊び」や「休息」についやす。それが人類の本来的な生活実態であった言ってよいのでしょう。

しかし長い狩猟採集の生活をぐって弥生時代の、稲作を中心とする農耕生活へと移行していきます。狩猟採集の時代には、基本的に「物資を蓄積する」という営みは不可能でした。個人が私有財産を持つことはありませんでした。

それが農耕生活に入ると、いつのまにか「持てるもの」と「持たざるもの」との分化がはじまります。なぜならば、農耕生活がはじまると、小麦や稲などの穀物の保管・所蔵が成立してしまうのです。保存できるようになると、持てるもの、すなわち小麦や稲を大量に所有する支配者が生まれます。すると必然的に、支配するものと支配されるもの、主人とその下で働く農民や労働者という、「階級」といわれるものが生じざるをえません。

もともと本能に組み込まれている「狩猟・採集」の生活が、私たち人間にとっては本来「楽しく」「うれしい」のです。生きる「歓び」の源泉であると言ってもよいでしょう。

裏返せば農耕にたずさわる「労働」は、「苦役」以外の何ものでもないのです。人類は苦役にあたる「労働」は、本能的にやりたくない行為と言ってよいのです。

だからこそ、現代の私たちの社会は、「勤労」を美徳と見なして、働くことを奨励することになるのでしょう。なぜならば、働くことは本来的に、人間にとっては「辛く、苦しいこと」であり、できればやりたくない「苦役」であるからです。

人間のDNAには、人類発生以来の「狩猟本能」が組み込まれています。その本能を押さえ込んで、勤労を美徳として、とくに近代以降は、「勤労感謝の日」などを設けて、汗水を流して働くことを徳目として推奨したり、「働かざる者は食うべからず」などのスローガンで、労働にはげむことを人間の理想像と見なす価値観を、公教育などを通じて浸透させてきたと言ってよいのでしょう。

しかしながら、もともと労働は「苦役」であり、辛く苦しく、やりたくないもの。いっぽうの「狩猟採集」には、無条件に「歓び」を感じとる本能を、身体の奥底に刻印されているのです。

「三代目」の時代

庶民文化の栄えた江戸時代は、歌舞伎や浄瑠璃、落語などの芸能はじめ、浮世絵や仮名草紙などの娯楽、また識字率が高かったために、俳句や狂歌・川柳などの庶民文芸が盛んとなりました。なかでも江戸川柳は、庶民の目からの風俗描写・権力批判など、ユーモアの中に社会風刺を込めた、ユニークな文芸だったようです。その中に、次の川柳があります。

売家《うりいえ》と　唐様《からよう》で書く　三代目

この川柳の作者は、一代目がきずいた商家や財産家が、二代目までは初代の言いつけを守り、続いていきますが、三代目になると初代の苦労を知らないために、遊興にうつつを抜かして、財産を食いつぶして、最後は家まで売ることになってしまう。その三代目を庶民の目から、揶揄した川柳といってよいでしょう。

この川柳では「唐様《からよう》」がポイントとなっています。この時代、識字率は高くても、ふつうの商人では「唐様」文字などは書けませんでした。よほどの風流人、教養人でなければ「唐様」文字など、書けないことを知った上で、「唐様」をおぼえるなどの風流や遊興に、うつつをぬかしたために家業をつぶす結果を招いた。その「三代目」を皮肉った川柳だと思われます。

そういえばわが国の経済界でも、大手企業の創業者の三代目が、外国のカジノに出かけて、大金を失って会社に損失を与えた。あるいは音楽や遊興に入れ込んで、借金を重ねて会社を傾かせた、などのニュースを耳にしたことがありました。

この川柳は、いつの時代でも変わらない、苦労知らずのままに育った、大金持ちのぼんぼんがたどっていく、「落とし穴」を教えてくれています。筆者もまったく同じように、この川柳は一つの警句、として受け止めていました。

それがなんと、目からうろこです。社会学者で思想家の見田宗介（真木悠介）さんが、最近の雑誌の対談の中で、おおむね次のように言っていたのです。

これからの時代は、三代目の時代となっていく。いや、なっていかなければならない。勤労が美徳ではない時代となって、私たちは、遊ぶことに意義を見いだす時代へ移行していく。三代目の生き方は、資源浪費も環境破壊もない。働く時間はできるだけ減らして、余暇の時間を増やしていくこと。風流や遊興を楽しむ「三代目」の社会こそが、これからの私たちの目指すべき方向であると思う。

この見田宗介さんの指摘は、まさにサプライズ。ほんとうに驚きました。私たちは学校教育でしっかりと、これまでの労働観を植えつけられていますから、勤労を美徳と見なして、「三年寝太郎」などの童話の主人公を、どこかで否定的に受け止めており、この川柳の作者と同じ目線で、「三代目」が道楽にうつつを抜かして、せっかく初代（一代目）が苦労して成功させた商売を、台無しにしたと受け止めてきたのです。

それを見田さんは、これからは「三代目」の生きかたが大切ではないか、とおっしゃる。なんと大胆な、コペルニクス的な発言であるかと、度肝を抜かれました。

この見田さんの提言は、「人間にとって労働はもともと苦役であり、身体に組み込まれている「狩猟採集」本能を取り戻すこと、その上で人生における本来の「歓び」を回復することを目指すべき、というメッセージとして筆者には聞こえてきたのです。

狩猟採集本能のあらわれ

その一端が読み取れる現場が、「子供たちの遊び」に示されていると思うのです。幼児の頃から男の子は、カブトムシやクワガタムシに興味を抱きます。少し大きくなると、セミを捕りオニヤンマやアゲハチョウを追いかけ、中には昆虫採集に熱中して、標本づくりに精を出す子供も出てきます。『バカの壁』で有名になった脳生理学者の養老孟司さんも、幼いころから昆虫が大好きで、七十を過ぎた今でも昆虫採集に、東南アジアにまで出かけており、ゾウムシの研究については、第一人者だと聞いています。

筆者も少年時代の楽しい思い出の一つが、小川でメダカやフナを捕ったときのことでした。網をもって小川に入り、藻や水草の茂った場所に、網を入れてガサゴソと追い出す。するとメダカやフナだけでなく、川エビやトンボのヤゴや、タガメなどが網に入ってくるのです。何が捕れるか分からない、あのときのワクワク感は、今でも忘れられません。

また海で磯釣りをしたとき、カサゴやイシダイなどの引きの強さに、釣りの醍醐味（本能的歓び）を味わった思い出もあります。海の体験では、あの「地引き網」がワクワク感を与えてくれます。何が捕れるかわからない中で、姿を見せる魚介類を待つ気持ちは、なんともたとえようもないものがあります。

最近、ＮＨＫ総合テレビで紹介された石川県のカモ猟（加賀伝統の坂網猟）も、興味深いものでした。冬に渡来したカモを夕闇の中、湖沼の高台で待ち伏せにして、ねぐらへ帰ろうとするカモに大きな網を投げかけて捕獲するという、原始的な狩猟法でした。その猟を続けてきた七十代後半のベテラン猟師が、ガンで健康を害しているにもかかわらず、カモ猟に熱中する喜びを満面の笑みで語っていた映像が、まさに狩猟の持つ原初的歓びを、じかに伝えてくれていました。

もう一つ、日常の中で思い当たる場面が、バーゲン・セールです。とくに婦人服のバーゲンは、テレビのニュースなどでしか知りませんが、自分の買いたい商品を、我先に奪い合うという、まさに「狩猟本能」の発揮されている現場だと、筆者など感心して（失礼！）眺めています。

あるいはスーパーなどでの、「大安売り」のときも同様でしょう。タイムサービスでの安売りの時間や、ポリ袋にどれだけ詰め込んでも、同一価格のセールのとき、ものすごい勢いで力一杯押し込んでいる。これもやはり、「狩猟採集」の本能の現れといわねばならないでしょう。

新年の「福袋」も、まったく同じです。あの福袋に、いったい何が入っているかわからない。けれどもデパートの新年の「初売り」に、大勢の人々が行列をつくって、楽しそうに高価な「福袋」を購入しているのです。

このようにバーゲンや福袋に引きつけられる人々は、少しでも安いものを手に入れたいなどの、損得勘定だけの欲得ではなしに、先に紹介した信州の「キノコ」や「ハチノコ」の魔力でふれたとおり、人間の根源にひそむ「狩猟採集の本能」に、人々が衝動的に衝き動かされている、と言ってよいのではないでしょうか。

人生は「歓ぶにしかず」

有名な中国の孔子は、儒教の祖として『論語』を残しています。『論語』と開くと、「親に孝、君に忠」などの、何か四角四面の人間の道徳を説いた、型苦しいものと考えがちですが、それだけでなく孔子は、人生の核心をついた言葉を、たくさん残しているのです。その中の一つに、次の言葉がありました。

知るよりも、楽しむにはしかず。楽しむよりも、歓ぶにはしかず。

お固いと思われている孔子先生が、人生の究極の目的は、「歓ぶこと」だと言っているのです。

私たちも人生の途上で、さまざまな場面において、「歓び」を感じとっています。振り返ってみましょう。

「食い意地が張っている」と周囲から、つねづね言われている筆者は、個人的には「おいしいもの」を食べるという「歓び」を挙げることになります。これには家族や気心のあった友・仲間との食事、という条件がつきますが。みなさんも同じだと思います、一人で黙々と食べる食事を、おいしいと思ったことは、一度もありません。

孤独なとき、落ち込んでいるときには、「やさしい言葉」「いたわりの言葉」に、歓びと同質の感情がわいてきます。仏教に「和顔愛語」の言葉がありますが、まさにやわらかな表情で、やさしい言葉をかけてもらえば、心の奥底からじんわりと、歓びがわいてくるのではないでしょうか。

自分の夢や願望がかなうことも、大いなる歓びでしょう。志望した大学に合格することや、一流企業に就職できた、司法試験に合格したなども、若い人の大いなる歓びでしょう。言うまでもなく男女の関係の中にも、恋愛や結婚や出産、念願のマイホームをもった歓びなどがあるでしょう。

憧れの外国旅行をしたとき、好きな趣味に没頭しているとき、骨董マニアが蒐集したコレクションを愛でているときなども、誰もみな歓びを感じているはずです。

また音楽などでも、好きな歌手のＣＤを聴いたり、公演に出かけること。スポーツでも同じです。応援するプロ野球チームが、優勝すればこんな嬉しいことはありません。サッカーのＪリーグなども、勝利チームの熱狂的サポーターが、歓喜の声を上げています。

吉田兼好が鎌倉時代に、『徒然草』という随筆を残していますが、その中で兼好法師は「よき友に三つある」と言っています。

その一つが「物くるる友」、二つが「医師（くすし）」、三つが「知恵ある友」とのことです。中世の時代に、吉田兼好はよき友の最初に「物をくれる人」、物品をプレゼントしてくれる人と言っています。いつの時代でも思いがけずに、食料や物品を届けてくれる人がいれば、やはりそれもサプライズ。人間が味わう普遍的な「歓び」の一種といってよいのでしょう。

狩猟採集時代の歓び

ここでしばらく、人類の祖先の「狩猟採集時代」までさかのぼって、人間の「歓び」について考えてみようと思います。

人間にいちばん近い種であるチンパンジーは、狩りをして獲物を捕獲します。手に入れた獲物を、仲間に分配することがありますが、チンパンジーは人間とは異なって、仲間から要求されなければ、分配することはありません。仲間が寄ってくると、しぶしぶ分け与えるといいます。

ところが人間は、獲物を手に入れると、必ず仲間の集団のもとに戻って、仲間の全員に分配する。そして仲間と必ず「共食する（一緒に食事をする）」というのです。

その原始的生活を色濃く残している、アフリカ熱帯雨林に住むピグミー系の狩猟採集民は、古くから平等主義的な社会が保たれており、それを支えているのが「食物の分配」だというのです。狩猟はもっぱら男の仕事となり、女はイモや昆虫などの採集活動と、はっきりと男女で役割分担されています。そして収穫した食物は集団のキャンプに集められて、平等に分配されることで、すべての仲間に等しく届くしくみになっているのです。

とくに興味深いのが、「肉」の分配のときです。狩猟は弓矢や槍や網（ネット）を使うようですが、捕った獲物はまず狩猟具の持ち主や捕獲者の取り分を分けて、残りが参加した人によって分けられます。そしてそれが各家族によって調理されて、みんなの食事の場に提供されるというのです。

だからけっきょくは、誰にもみんな、平等に食事がいき渡ることになる。しかも狩猟具の持ち主だけが得をしないように、自分で持っているのにかかわらず、わざわざ仲間から借りて、狩猟に出かける人もいるというのです。

さらに興味深いことは、肉を分配するのに、捕獲した所有者が直接に手渡しすることは避けて、子供を使って渡したり、地面や屋根の上に置いたりする。これは貸し借り関係を表面化させないためだといいます。

また大きな獲物を捕ってキャンプに戻ってきたハンターは、けっしてはしゃいだり自慢げに振る舞ったりせずに、逆に目立たない態度をとるというのです。

これはカラハリ砂漠で生きるブッシュマンも同じで、大きな獲物を捕ってきたハンターを、キャンプで待っている人たちは、逆にさんざんにけなすのです。獲物が小さいとか、捕るのに時間がかかりすぎて迷惑したとかの悪口を言う。それをハンターは黙って受け入れているというのです。

これらは、ハンター（肉の取得者）に権威が集中するのを防ぎ、「平等社会」を維持するためであると解釈されています。

人類の祖先は、肉食を取り入れることによって、お互い同士の食料の「分配」と、一緒に食事をとるという「共食」の道を広げていったといわれています。

細かいいきさつははぶきますが、人類の祖先が家族をもったときに、おのずと食の分配が社会に根づく必然性があった。それがいっぽうで、見返りを求めずに、食事を共にするという、「共食」の習慣となっていったというのです。

それが他の霊長類（ゴリラやチンパンジー）と異なる、人類だけが持つ、独自の社会性となっていきました。

これらにより導かれることは、人類は、すべての仲間に食料が行き渡るしくみである「食の平等性」と、一緒に食を共にするという「共食」の習慣を生み出したということです。

狩猟採集の時代は、捕った獲物や採集した果実を保存することは出来ません。その結果として、集団のすべての人たちが、平等に食を分かち合い（分配して）、かつ一緒に食卓を囲むこと（共食）が出来た。その慣習がいつのまにか集団の、一人ひとりの「歓び」とつながっていったと思うのです。

狩猟採集時代はこのように、上下の関係や支配・被支配のない、「平等な関係」が成立していました。その平等な関係の中にこそ、人類の祖先は「歓び」を受け取っていたのではないでしょうか。

その狩猟採取の期間は、人類の歴史をたどると、先にふれたとおり、二足歩行から現代までを、一日の二十四時間に割り当ててみれば、なんと二十三時五十八分間という、ほぼすべての時間を狩猟採取についやしていた。ということは悠久の時間、人間同士の「平等な関係」の中に身を置いていたということになるのです。

「平等な関係」に身を置くことの「歓び」は、今の私たちにまで受け継がれていると思うのです。それが先にも言ったとおり、一人で食事をすることよりも、大勢でにぎやかに食卓を囲むことを、楽しい時間、嬉しいひとときと感じる「共食の歓び」です。一人で食事をとることは、どのような豪華な料理であったとしても、「おいしい」とはなかなか思えない。胃袋は満足するかもしれませんが、心の底からの満足感がありません。

このようなケースにこそ「共食」してきた悠久の、人類の歴史が顔をのぞかせていると思うのです。

【付記】脳研究者の池谷裕二氏によると、アメリカのイェール大学のブースバイ博士たちが、言葉を交わさずに同じ経験をする効果を調査したとのこと。一人でチョコレートを食べる場合と、見知らぬ人と二人で食べる場合を比較したところ、二人で食べたほうが美味しいと判定されたとのこと。逆に苦いチョコレートを食べた場合は、二人で食べたほうがより苦いと判定されたというのです。会話を交わさなくても、同じ経験を共有するだけで、感情が増幅されるとのデータがえられたというのです。（『週刊朝日』二〇一四年十一月七日号）

思想・宗教の母胎は「平等」

最近、興味を引かれたニュースが、新聞（二〇一四年九月二十二日・東京新聞）に掲載されていました。医療の分野でいま、いちばん急がれているのが、ガンに対する特効薬や治療法です。その最新研究のひとつで、ガンにならないネズミ、「ハダカデバネズミ」に注目が集まっているというのです。北海道大学や大阪大学で研究がすすめられているとのことですが、一般に医療の実験研究にはマウスが使われますが、このネズミだけは体内に腫瘍をつくらないために、他のネズミの十倍の寿命、二十八年も生きるというのです。ガンに耐性をもつハダカデバネズミに注目、人間にも応用できる治療法を開発するために、研究が始まったと報道されていました。

このハダカデバネズミは、体長十センチほどの大きさですが、何とも興味深い特徴が、ハチやアリのように「階層社会」を持つことです。東京上野動物園でも一九九〇年の頃から飼われているとのことですが、七十匹の群れのうち、繁殖を担う女王が一匹、繁殖にかかわる雄（王）が数匹、その他の個体は兵士と労働者のグループに分かれて、四つの階層がピラミッド型の群れ（図参照）を構成しているというのです。

このように繁殖の有無により、明確な階層社会（生物学では「真社会性」といいます）を構成する哺乳類がいることを、筆者は初めて知りましたが（「真社会性」の哺乳類は同種のネズミの一種以外、皆無とのことです）進化の過程で、生存の必要性から、このような独自の階層社会を生み出したものと思われます。

このケースを人類にあてはめると、どうなるのでしょうか。二足歩行をはじめて、他の霊長類から枝分かれしたホモ・サピエンスは、先ほどふれたとおりの悠久な時間を、狩猟採集についやしてきました。そのなかで食の分配による「平等」と「共食」とを、生活の基本的スタイルとして獲得したと思われます。

ハダカデバネズミは生存戦略として「階層社会」を選択することで、ストレスが皆無の、安定した社会を築いたと言ってよいのでしょう。いっぽう人類は進化の中で、「平等」と「共食」を生存の戦略に選び、紆余曲折のプロセスをくぐって、この普遍的価値を

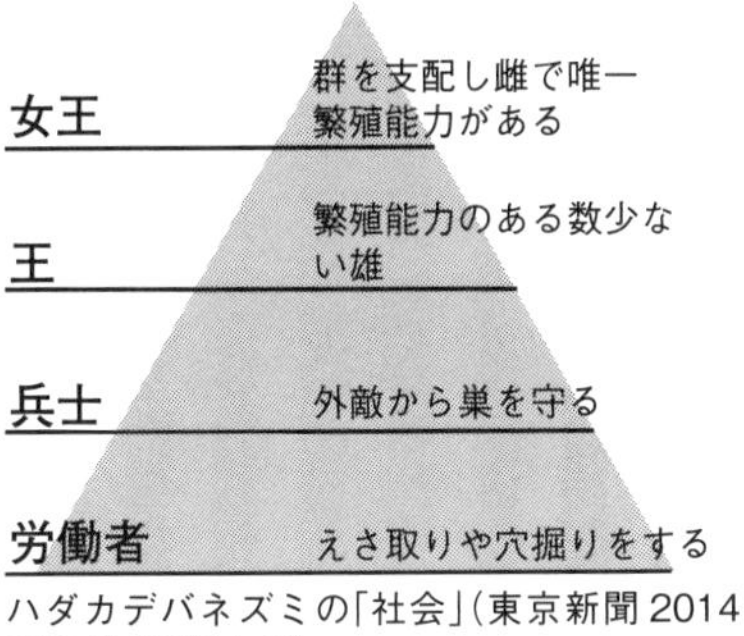
女王
群を支配し雌で唯一繁殖能力がある
王
繁殖能力のある数少ない雄
兵士
外敵から巣を守る
労働者
えさ取りや穴掘りをする
ハダカデバネズミの「社会」（東京新聞 2014年 9 月 22 日より）

成立させてきたと言ってよいと思うのです。

ここから導き出せるのが、人類は誰もが「平等」な社会を本来的あり方と受け止め、生存の理想的条件と見なして、本能的につねに「平等」を求めているということです。

その本能的・本源的欲求が世界史の表舞台に、突如として噴出したケースが、フランス革命の「自由・平等・博愛」であり、マルクス主義による革命であり（歴史上では失敗に終わりましたが）、またインドのガンディーやアメリカのキング牧師、あるいは南アフリカのマンデラの「解放運動」だったのではないでしょうか。

それらの運動を下支えした力が、「平等」という普遍的価値を求める人類の、原初的エネルギーではないかと思うのです。

私たちも日常の中で、「差別」的な発言や行動に出会うと、嫌悪や反発をおぼえます。いっぽうで「平等」や「友愛・平和」を求める思想や行動にふれると、誰もが心の底で感銘をおぼえ、深い共感を抱くことになるのです。

ちょっと道草(ティータイム)

このハダカデバネズミのケースは、人類(ホモ・サピエンス)が希求する永遠普遍の価値と目的を、指し示してくれているように思う。もしも、生物の種としての「人類」が、ハダカデバネズミのように、生物種として「階層社会(真社会性)」を選択・形成していたと想定すると、女王・王・兵士・労働者の階級は、固定的でなければならない。互いに領域を侵犯することがないから、階級間で争い合うこともない、階級の存在を差別ととらえることもない。階級や差別そのものが、生物種としての必然的な生存構造として内在化されてしまうからである。また階層社会が流動化してしまうならば、生物種としての存立構造が破壊されて、種の生存を危機に陥れてしまうことになる。

たとえばインドのカースト制度を例にとると、分かりやすいかもしれない。ヒンズー教の制度の中では、バラモン・クシャトリア・バイシャ・シュードラの、四つの階級が固定化されて、最下層に不可触選民が置かれている。それがもしも、生物種としての「生得的選択」であったならば、それぞれの階級同士が争うこともない、差別と見なして問題視することもない。それぞれが生まれつきに、付与された階級に安住していれば、ハダカデバネズミのようにストレスが皆無となるから、身体的に健康を保持して、病気とも無縁となり、長命をたもつ理想的な生物種になりえたはずである。

しかしながら人類は生物種として、狩猟採集の生活に生存の道を見いだすこととなり、進化の過程で種の繁栄の根本原理に、「平等」と「共食」を選択したのである。「平等」と「共食」が人類の種としての、生存のための生得的本能として決定されたのである。

この人類の生物種としての選択、「平等」は狩猟採集の時代をとおして普遍的原理となっていった。なぜなら人類という種が、生存をかけて獲得した「生得的価値」だったからである。「平等」を絶対的価値と見なして、生存の条件に組み込む。この選択により肉食獣に囲まれたサバンナで、人類は「狩猟採集」で食を確保しつつ、生き延びることが可能となった。だから我々人類の根底には、「狩猟採集」の本能と「平等」を絶対的価値と見なす本能が、埋め込まれていると言わなければならない。

そのような本能の発現として、釈迦は「人間は生まれによって尊いのではなく、生き方によって尊いのである」との言説で、インドの「カースト制度」を批判したのであり、故・アンベードガルがカースト制度下の不可触選民を、仏教徒へと改宗する運動を起こしたことにも、その底には「平等」を求める生物種としての「生得的本能」、人類の「生存原理」に向けての願望が顔をのぞかせているのである。

最近のフランスの経済学者・トマ・ピケティの著書『二十一世紀の資本』のブームも、人間の生存の根本原理に「平等」が埋め込まれている事実を、示した現象と見なしてもいいと思う。一握りの高額所得者や資産家が一国の富の大半を占めていること、また所得の不平等が拡大していく事実を、二百年以上にわたる「税務統計資料」から解明したピケティの業績は、画期的と言わねばならない。昨年、アメリカで起きたウォール街の若者たちのデモ行進、我が国における格差社会への批判なども、ピケティの著書に触発された、人類の「平等」への希求にほかならないだろう。

もう一つ、トマ・ピケティの先進諸国の税務データから見えた、興味深い指摘があった。資産格差（不平等）がつねに拡大していく流れの中で、唯一、格差が縮小した時期があったという。それが二つの世界大戦の直後であったというのだ。世界中を巻き込んだ戦争は、結果として裕福な資産家や金持ちの「資産破壊」をもたらした。

我が国でいうと、第二次世界大戦で広島・長崎に原爆を落とされ、東京をはじめ主要都市は空襲で焼け野原となり、屋敷も財産も焼失した。田舎でも敗戦後は「農地解放」により、大地主は膨大な田畑を失うことになった。これまで蓄えてきた資産のほとんどが、灰塵に帰したのである。

このときに起きた不思議な現象がある。東京や大阪などの大都市の、焼け野原に立った人々が、ある種の不思議な解放感を味わっていることである。玉音放送を聞き悔し涙を流した人たちが、焼け野原となった風景の中で、奇妙な解放感を覚えたことを、さまざまな人が証言していることである。

一つは敗戦によって、「鬼畜米英」を叫び、「一億総火の玉」で内地決戦を覚悟した、軍国主義イデオロギーからの「解放」、という一面はあったであろう。しかしもう一つ、解放感を与えた、別の理由があると思われてならないのである。それが、裕福な資産家や金持ちの、「資産破壊」が起きたことではなかったろうか。

すべてが焼き尽くされて、持てるものも持たざるものも、有無を言わさずに「平等の地平」に立たされた。敗戦後、都会の人たちが食料を求めて、貴金属や宝石、あるいは高価な着物などを、農家の米や野菜と交換したなどは、よく知られたエピソードである。

このような状況が現出した中で、戦後は誰もみな、同じスタートラインから出発するという、「平等」の空気を呼吸したのではなかろうか。そのことが敗戦後の国民に、ある種の「解放感」を与えたと思われてならないのである。

ピケティの指摘するとおり、二つの大戦後の一時期にのみ、資産格差が縮小したという事実は、結果として、誰もが同じスタートラインに立つという「平等の感覚」を与えた。歴史的に振り返ると、以上のような視点があってもよいように思われる。


人類の唯一の普遍的価値は、究極は「平等」の一点に収斂されてしまうのである。この事実から導き出されるのが、「嫉妬」という感情の問題である。仏教でも嫉妬は煩悩の中でも、特に悪者扱いされてきた。他の煩悩、たとえば憎しみや怒りや高慢などは問題視されてよい感情であろうが、「嫉妬」は人類が抱く必然的感情として、正当な位置を与えてよいのではないか、との視点もあるように思われる。

「生まれながらの差別」。たとえば資産家に生まれた子供と、貧困家庭やシングル・マザーの家庭に生まれて、満足に教育を受けられない子供たち。この絶対的格差（不平等）に対して、義憤をおぼえ嫉妬する（妬む）感情は、正当に扱われてよいのではないだろうか。なぜならばその底には「不平等はおかしい」という、「平等」への本源的な希求と不平等への「異議申し立て」が含まれているからである。

けれども「平等」は、人類という種が、生存の条件として選び取った人類特有の「普遍的価値」でしかないのである。「平等」のどこに、すべての生物種に共通する、普遍的価値があるのであろうか。

どこにもないのである。「平等」は他の生物種には当てはまらない、人類特有の「価値」としてしか認められないことは言うまでもない。

だから、もしも人類の一人が、ハダカデバネズミの社会を訪れて、女王・王・兵士・労働者の階層社会は「平等の原理」に反すると主張しても、その「異義申し立て」はまったく無効である。「階層社会（差別）」を選択した種と、「平等」を選択した種では、百八十度異なる、真逆の普遍的価値を追求することにならざるをえないのである。

◇　◇　◇

わが国の法然上人の「念仏の教え」も、まったく同じことが言えると思います。階層社会の中世の時代に、法然ははじめて、どのような人も「平等」に助かる道を開きました。そのことを法然は次のように語っています。

生まれつきのまま、「念仏を申す」ことで、誰もが助かります。知恵ある人も愚かな人も、財産のある人も貧乏な人も、社会的地位や名誉にかかわりなく、善人でも悪人でも、誰もがみんな、念仏を申せば平等に助かるのです。（法語の意訳）

この法然の言葉は以前、ウイスキーのＣＭで流れた「何も足さない、何も引かない」の言葉がぴったりすると思います。いま・ここの・この私のままで念仏を申すことで助かる。これほどの「平等」を保証した言葉は、ほかにないと思うのです。「生まれながらの平等」ということです。

だから人類が本能的に願う「平等」を、当時の人々は法然の説法に、感じ取ったと思うのです。あの中世の階級社会の時代に、「念仏の教え」が、燎原の火のごとく広まったことは、人類が心の底で願い続けている「平等」を、法然がひとすじに説法したからだと思われるのです。

狩猟採取は「本能的歓び」

話が横道にそれました。冒頭の話にもどりますが、信州の人たちは、太古の昔から営々と、狩猟採取の生活を続けてきたと言ってよいのです。これは日本列島のどの地域にでも当てはまりますが、縄文時代から弥生時代に移ってからは、人間の居住する場所は、河川が流れ（稲作には大量の水が必要です）平野が広がる肥沃な場所へと移っていきました。

またいっぽうで弥生時代以降は、先にふれたとおり一握りの、土地を支配する権力者や支配者が生まれることとなり、その支配下で稲作を中心にした、農耕に従事する生活を強いられて、江戸時代の「士農工商」の身分制度の時代には、もはや全人口に占める農民の比率は、九割だったともいわれています。

中世における朝廷や貴族への貢ぎ物を見てみると、まだ獣の毛皮や鮭や鯉、海産物などが見られますが、すでに主要な献上物や年貢などは、米を中心とした農産物となっていきました。

わが国の食文化を振り返ると、「一汁一菜」などといわれたとき、「ご飯」は勘定に入れていません。なぜなら米の「ご飯」は、数え上げる必要もないほど、当たり前の主食であるからであり、稲作を中心にした農業によって、私たちの食卓は支えられてきたのです。

しかしながら、稲作中心の農業の時代になっても、色濃く狩猟採取の文化を残している地域が、信州であると言うことができるのです。その一つの象徴が「御柱《おんばしら》祭り」で有名な、長野県諏訪市にある、諏訪大社に伝わる「鹿食免《かじきめん》」という「お札《ふだ》」と「お箸《はし》」です。これがあれば「肉食」が認められるとのことで、この「お札」により猟師は、猟の安全を祈り獲物の大猟を祈願するのです。

　諏訪大社の大祭のときは、ニホンジカの頭部が六、七頭分、供えられたそうです（今は野生動物保護のためか、剥製の頭が使われています）。

この「お札」を受けることで、猟師は殺生罪が免除されて、諏訪大社の神から狩猟と肉食が許可されると伝えられています。

　このような伝統が代々、引き継がれている土地が、信州の山間部の地域となるのです。以上の歴史を踏まえても、長野県は他の地域と異なって、狩猟採取の原始的な営みが、まだ色濃く残っている、と言ってよいのではないでしょうか。

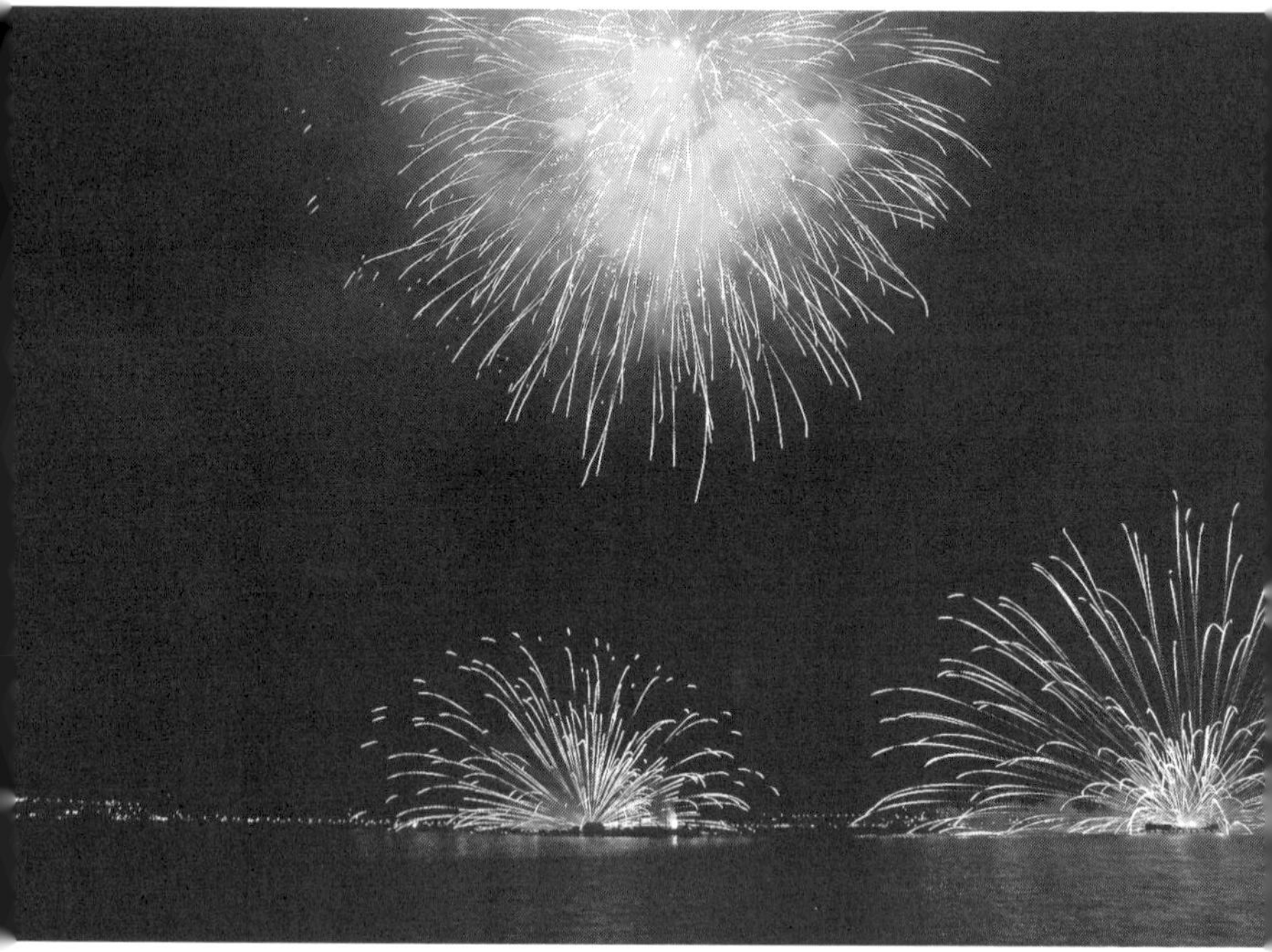

▲諏訪湖

裏返せば、狩猟採取の行為が私たちに与える「歓び」が、日々の生活からくみ取れるということです。そして狩猟採取の行動に組み込まれた「平等」の感覚を、味わうことができるということになるのでしょう。

人類が営んできた狩猟採取の行為は、おのずとかかわる人に、農耕では生まれない「歓び」と、共食を成り立たせる「平等」の感覚を与えてきた。そのことが信州人の長寿を、その底で支えてきたと思われてならないのです。

二十五年、初めての土地・信州での日暮らしと、長野県の人たちとのお付き合いの中で、おのずと信州の長寿の秘密が、このようなかたちで筆者の心に与えられてきました。

その正直な実感の一方の柱を、このように記させてもらいました。

もう一つの長寿を支える柱、それが緑茶を多飲する信州人の「緑茶文化」「喫茶文化」です。次にもう一方の、長野県の「長寿の秘密」に迫ってみたいと思います。

第二章

信州の「緑茶文化」

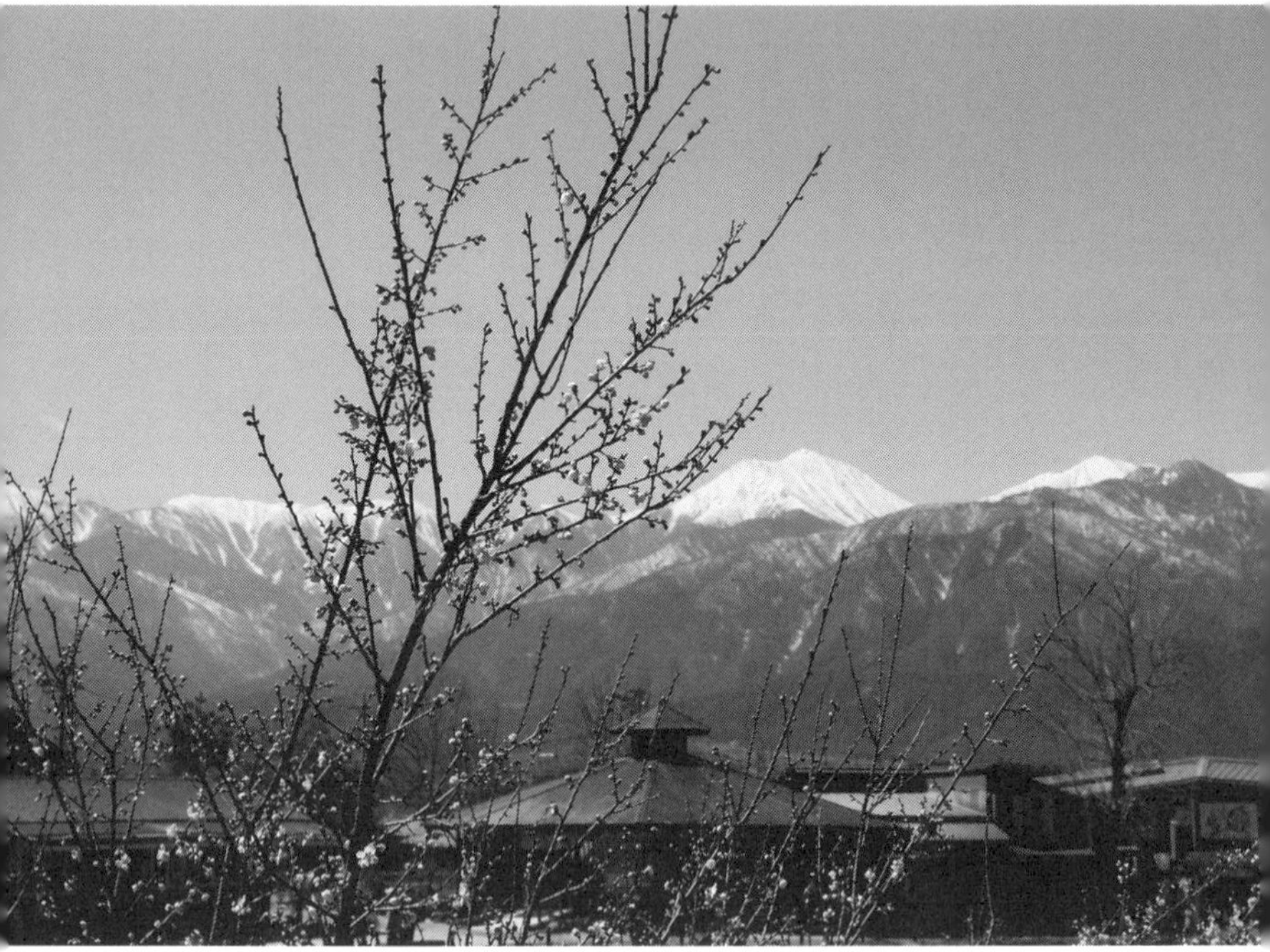

▲わさび農場

お茶好きな信州人

信州人の緑茶を多飲する日常生活を知っておられる方は、県民以外はあまりおられないのかもしれません。筆者も二十五年前に、はじめて信州で暮らし始めたころ、まっさきに驚いたことが、どちらのご家庭でも緑茶を多飲するという、日常の習慣でした。

それも毎日、緑茶を飲む機会と回数が、私たちの常識をはるかに超えた、まさに「多飲・暴飲」といわざるをえないほどに、せっせと絶え間なく緑茶を飲むのです。

信州に引っ越してから、寺の住職として、お彼岸やお盆に檀家さん（浄土真宗は正式にはご門徒さんですが）のお宅に、おうかがいします。まず仏壇（お内仏）でお経をつとめて、そのあと家族の方との「お茶の時間」となります。だいたいは、おじいちゃんとおばあちゃんが接待をしてくれますが、長野県以外の人は理解しにくいと思われます。おおむねどのよう情景になるのか、分かりやすく細かに描写をしてみます。春のお彼岸のケースを、具体的に取り上げてみましょう。

お仏壇での読経が終わって、用意された居間の座布団に座ります。するとだいたいはおばあちゃんですが、こたつの前に座ると、隣の部屋に用意した四角い板（こたつの上にのせるテーブル板で「ひろぶた」と呼んでいます）を運んできます。その上には、急須・茶碗などの茶道具一式のほかに、「お茶うけ」の漬け物類や果物・菓子などが、人数分載っているのです。

漬け物とは、信州を代表する「野沢菜」はじめ「奈良漬け」、「かりかり梅漬け」「山菜のおひたし」など。そのほかに「野菜の煮物」やイチゴなどの果物、お茶菓子も用意されています。多いご家庭は六種から七種類が並びます（かりかり梅漬けは、信州独特の梅の漬け方で、収穫した梅にまず割れ目を入れる。その梅を甘く漬け込む。梅干しとはまったく異なるカリカリとした食感です。信州にはふつうに「梅割り器」なるものが売られており、他県の知人から送って欲しいと頼まれたことがありました）。

そのテーブル板をのせたあとで、おもむろにそばに置いたポットから、急須に湯を注いで人数分の「湯飲み」にお茶を注ぐ。これもふつうはおばあちゃんの役です。注いだお茶碗を全員の目の前に置いてから、ティータイム（お茶の時間）が始まります。

おじいちゃん、おばあちゃんと雑談をしている最中に、「漬け物」などの「お茶うけ」をつまみながら、お茶を頂戴することになります。

ここで登場するのが、信州独自の食文化の小道具、「爪楊枝《つまようじ》」です。テーブルに並んだ漬け物をはじめ、その全てが「爪楊枝」を使って、口に運びます。ふつう使われるハシ（箸）は、ほとんど使用しません。漬け物はもとより、果物から煮物や山菜の「おひたし」にいたるまで、全部を爪楊枝でたべるのです。これには最初、戸惑いましたが、慣れてみるとなかなか合理的な食べ方です。

さまざまな「お茶うけ」が並ぶ。箸でつかみにくいものもまじります。爪楊枝であれば、だいたい、どのような食べ物にも対応できます。とても合理的食習慣だと感じ入りました。また最近は見かけなくなりましたが、当時のおじいちゃんの中には、耳のあいだに爪楊枝を挟んでいる人を見かけました。お茶の時間になれば、必ず必要になる。そのためにいつも耳に挟んで爪楊枝を持ち歩いているらしいのです。このことからも、いかにひんぱんに「お茶の時間」があったのかが分かります。

お茶を飲みながら、雑談をしていると、当然に茶碗の中のお茶が減ってきます。すると（だいたいはおばあちゃんですが）急須を持って、お茶を注ぎ足してくれるのです。また話がはずんで、お茶が減ってくると、すぐに茶碗に注ぎ足してくれる。

ときどきおばあちゃんも、話の輪に入り、うっかりお茶を注ぎ足すことを忘れることがあります。すると隣のおじいちゃんが、ひじでサインを送り、気がついたおばあちゃんがあわててお茶を注ぐということが、よくありました（茶碗が空にならないように気を配る。これが信州人の「もてなし」となっているのです）。

しかしながら、一回のティータイムでお茶の葉を入れ換えるということは、ほとんどなかったようです。だから長居をしていると、最後にはお茶ではなく白湯《さゆ》に近い色になる。しかしこれは、やむをえないのです。なぜならば寒冷地のため信州では、お茶が栽培できません（ただし、温暖な南信州の一部では、お茶が栽培されているそうです）。だから信州の人は「緑茶」は現金で購入するしかない。当然ながら「緑茶」は、むやみに入れ換えの出来ない、出費のかさむ大切な飲み物となっているのです。

だから一軒の檀家さんのティータイムに、お茶を何杯飲んでいるのか、自分でもわからないことが多く、一日に十軒以上のお宅にお参りをするときなど、「緑茶攻め?」の状態となり、午後になるとトイレに何度も駆け込む、などという事態を招きました。

このような、緑茶の多飲文化に驚いた筆者は、長野県の人は日暮らしの中で、いったいどれくらいお茶を飲んでいるのか、訊ねてみたことがあります。すると生粋の信州人の、

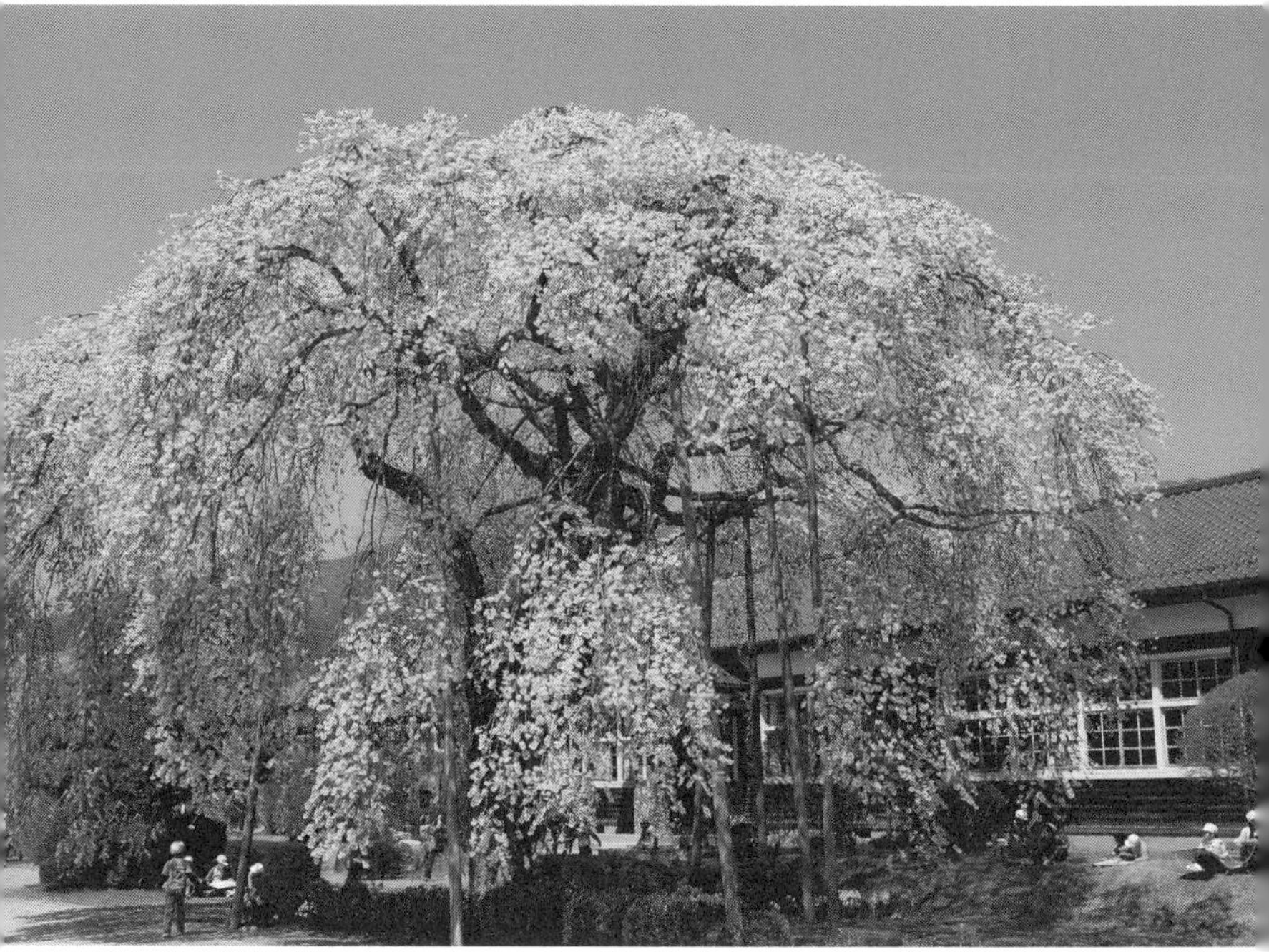

▲杵原分校

農家のお年寄りが、次のように教えてくれました。

だいたい緑茶というものは、①早朝の目覚めたとき②朝食のとき③十時のお茶④昼食のとき⑤三時のお茶⑥夕食のとき、そして次のお茶には驚かされました。⑦寝しなのお茶、があるというのです。

だから信州人は、ふつうに日常生活の中で、一日に七回のティータイム（喫茶の習慣）があるということです。そのようにひんぱんなお茶の時間に、誰もが何杯ものお茶を飲んでいる。一日に飲むお茶のトータルの分量は、信州以外の地域に比べて、想像できないほどの膨大な量であることは間違いありません。

「お茶」多飲の理由

なぜ、このようにお茶を多飲する文化が定着したのでしょうか。しばらく疑問を抱いていましたが、何年目かの信州の日暮らしで、やっと「なるほど」と気がつきました。

その理由は、信州は標高が高いために、ほぼ一年中、空気が乾燥しているという気象条件があります。そのため身体がおのずと、水分の補給を求めるのです。とくに夏は、湿潤な土地、たとえば筆者の郷里である大分県の海辺などでは、逆に水分は禁物です。水を飲めば全部が汗となって流れる。あのじっとり感はたまりません。だから夏場はとくに、水分を積極的に摂取することはなく、身体も水分を要求しません。

東京でも事情は同じです。たまに東京の知人宅にお邪魔すると、だいたいは上品な和菓子と共に、立派なフタ付きのお茶碗で、お茶が出されます。お茶を飲んでいると、話の途中で茶碗が空っぽになります。けれどもお茶を継ぎ足そうとも、入れ換えようともしません。一時間ほど座っていれば、気がついたようにお茶を入れてくれますが、だいたいがお茶碗を引いて、急須の中のお茶の葉を入れ換えてから、また新たにお茶を出してくれるのです。

信州の生活が身についてしまった筆者には、なぜ早くお茶を継ぎ足してくれないのだろうと、心中じれったい思いをしたことが、何度もありました。

じっさい他の地域では、お茶を継ぎ足すことは不作法と思われていますが、信州では継ぎ足すことが、客をもてなす正しい礼儀なのです。だから継ぎ足しを忘れたおばあちゃんに、おじいちゃんが急かせるように、サインを出すのです。

このように信州とまったく逆の、東京のお茶の振る舞い方は、なるべくしてなった、当然の喫茶習慣だと思われます。なぜなら筆者の郷里と同じように、東京も湿気の多い湿潤な気候です。水分を補給すれば暑い季節は、全部が汗となって流れ落ちる。だから来客への緑茶は一杯だけ、という習慣がおのずと定着したものと思われます。

おいしい漬け物文化

信州人がこのように、緑茶を多飲するという習慣の裏には、もうひとつ大きな要因が隠されていると思っています。それが、さまざまな「漬け物」が、四季をとおして豊富に味わえるという、信州独自の「漬け物文化」です。

長野県を代表する漬け物の王様としては、まずは「野沢菜」を挙げなければなりません。晩秋の十一月下旬の頃、それも霜が何度か降りてから収穫した野沢菜が、柔らかくておいしいと言われています。

毎年、その時期になると隣の農家の方から、野沢菜が届きます。それをはじめの頃は、大きめの漬け樽二つに、塩漬けしました。地元の人に聞くと、昔はどこの家庭でも大量に漬けたとのことでした。

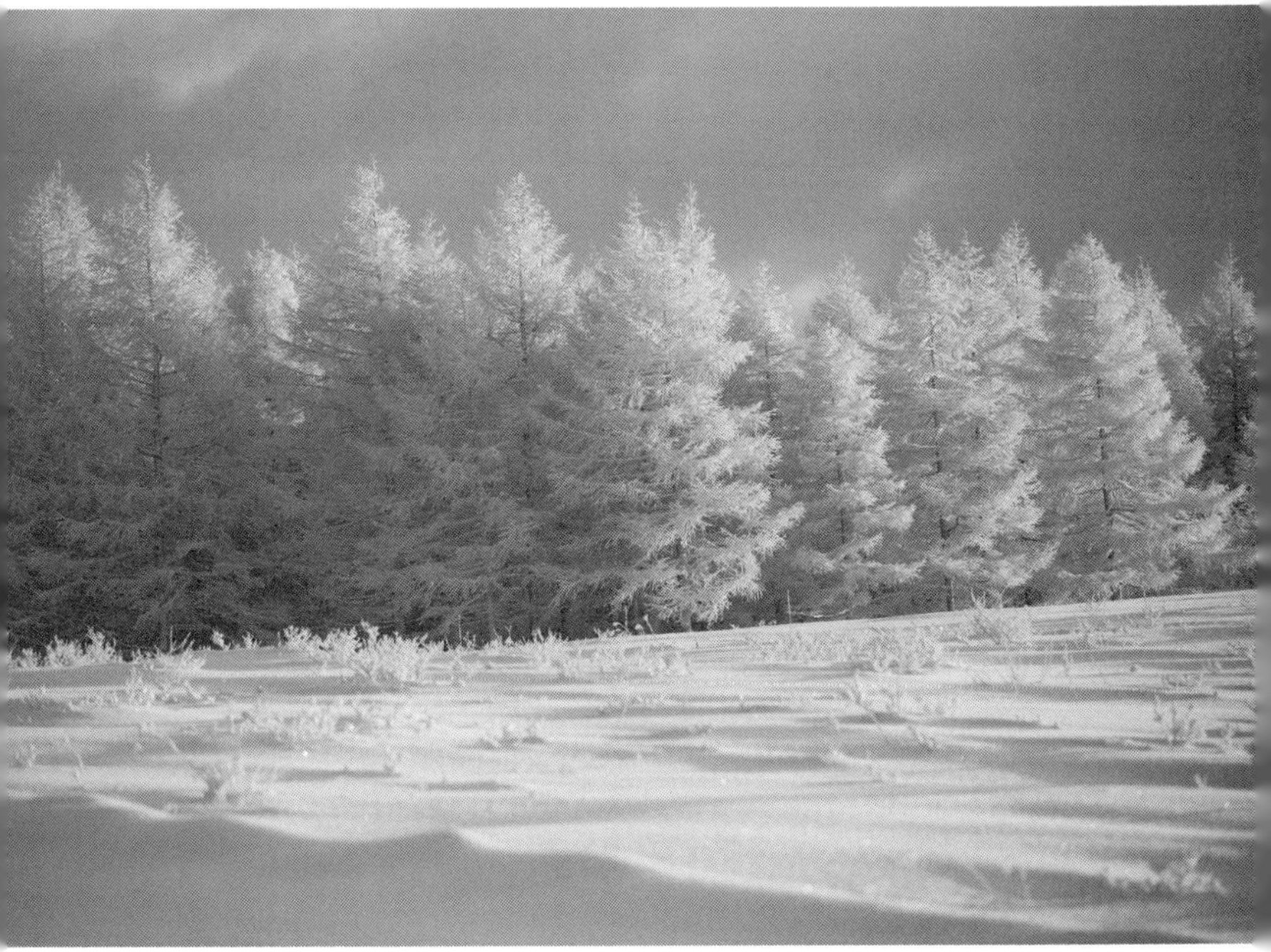

▲霧ヶ峰

なにしろ冬場は農閑期のために、近所のご婦人達がこたつに集まって、漬け物を「お茶うけ」にみんなで、雑談してお茶を飲んだといいます。また急に冠婚葬祭が入れば当然、野沢菜などの漬け物がテーブルに上がることになる。そのような緊急事態にそなえて、どの家庭でも漬け物は必ず、多めに漬けると聞きました（最近は信州でも、食文化が多様化してきたために、野沢菜を漬ける量が減ってきたようです。また市販の野沢菜を買ってすます家庭も増えたときいています）。

十一月下旬といえば、すでに早朝の気温は氷点下です。その中で、野沢菜（地元では「お菜《な》」といいます）を冷たい水で洗い、それを樽に漬ける。見ているだけでも凍えそうな、たいへんな作業です。

なかには野沢菜漬けの仕事は、旦那さんの役目というお宅もありました。漬け物作業は力仕事です。また塩加減で出来不出来が決まる（塩加減はだいたいが目分量で、霜降り状態が目安とのことでした）。味にうるさい男の人は，自分でやりたくなるのかもしれません。

野沢菜は一週間ほど漬ければ、浅漬けで食べられます。この最初に口にする野沢菜がなんともおいしいのです。野沢菜の成育から塩加減や気温、その他の条件によって、毎年、野沢菜の味が微妙に違ってきます。まだ青々とした野沢菜を取り出し、その出来具合を最初に確かめる瞬間は、漬け物を漬けた人だけが知る、醍醐味だと言ってよいでしょう。

年が明けると、家の外に置いた樽から、野沢菜を取り出すことになります。だいたいは表面が凍っています。その氷を割って取り出す野沢菜が、またまたおいしいのです。その野沢菜を春先まで食卓に載せて、あるいはティータイムにお茶うけとして、大量に食べてきたのが、信州の人たちでした。

ある冬の時期、東京の知人が来訪したとき、地元の蕎麦屋で出された野沢菜が、あまりにおいしいので、保冷剤を入れて「みやげ」に持ち帰った。冷蔵庫に入れて、すぐに食べたけれども、まったく野沢菜の味が違っていた、と嘆いていました。ほかにも同じような話を聞いたことがあります。信州の寒冷地の気候条件でなければ、残念ながらあの味は味わえないのではないか、と思ったことでした。

木曾地方には、野沢菜に似た独特の漬け物があります。塩分はまったく加えないで、乳酸菌のみで漬けた「スンキ漬け」という、一見、野沢菜そっくりの漬け物があります。「米は貸しても塩は貸すな」といわれたほど、木曾地方は昔、塩が貴重だったために、このような「スンキ漬け」が続いているとのことで、地元では「すんき菜」とよぶカブナを漬けているようです。塩分がないために、筆者などは物足りない印象を持ちましたが、ソバに載せて食すなど、木曾地方では郷土の伝統食となっています。

豊かな「お茶うけ」文化

先にもふれましたが、信州の「お茶うけ」は野沢菜だけではありません。シロウリの奈良漬けも、ふつうにどこの家庭でも漬けているようです。また、先にふれた梅の実を割って砂糖で漬ける「かりかり梅」も、ほとんどの家庭で出されます。また大根を漬けたタクアンもふつうに顔を出します。しかし、天日干しをしたひねたタクアンは少なく、ほとんどのお宅が、浅漬けのタクアンでした。

夏場にはナスやキュウリやミョウガなどの夏野菜の「浅漬け」や「みそ漬け」などが、当たり前に顔を出します。

また信州では、婦人会や公民館活動や、他のさまざまな機会に、料理教室や講習会などで、新しい料理法や漬け物を習ってくるために、バリエーションが増えており、各家庭の独自の漬け物文化が育っているように感じます。

その他の「お茶うけ」も、数え上げればきりがないのですが、よく出されるものの一つに、栗の「渋皮煮」があります。これはつくる手間を考えても、ワンランクの上のお茶うけになるのでしょうか。

また先にふれた、春先のナズナやセリ、ワラビなどのおひたし、信州はモウソウチク（孟宗竹）がとれませんから、ハチクといわれる初夏のタケノコの煮物、秋にはアミタケなど雑キノコを使ったキノコオロシ、また根菜類を使った煮物（鶏肉やチクワ・サツマアゲが入ることが多い）など、そのバリエーションの豊かさに、いつも目を見張っていました。これらも信州の誇る「おもてなし」文化だと思われます。

最近は、和菓子や季節の果物なども出されるなど、お茶うけも多様化してきました。あるお家では、行けば必ずメロンが出されます。なぜか理由を聞いてみると、幼い子供二人が、メロンが大好きだというのです。それでお坊さんが来たらメロンが食べられる、という習慣になった、とのことでした。経済的に豊かになってきた結果、米の消費量が減ってくるなど、家庭の食文化もゆるやかに変わってきたように感じます。

けれども、信州の気候風土が生み出した「漬け物文化」は、形は変わっても末長く引き継がれていくものと思っています。また次の世代の人たちが、ぜひとも引き継いでいってほしいと願っているところです。

信州の長寿と食文化

これまで見てきたような信州人の食文化が、結果として長寿の秘訣となっている、と冒頭でものべたとおりですが、次にその根拠となる中身にふれてみたいと思います。

これまでは信州人の食生活の問題としては「塩分の取りすぎ」が指摘されてきました。佐久総合病院の故・若月俊一先生が地域医療に先鞭をつけて、それ以降、保健師さんたちの地道な活動で、「減塩運動」が功を奏したために、長野県の平均寿命が飛躍的に伸びた、というのがほぼ「定説化」されているようです。

しかしこの定説に、筆者は首をかしげざるをえません。なぜならば、今、長野県の平均寿命を延ばしているお年寄りは、若いころに大量の塩分摂取をしてきたからです。八十を越したおばあちゃんに話を聞くと「若いころ（といっても五十代から六十代のとき）は、隣組や知り合いの家に寄り合って、お茶を飲むのが習慣だった。お茶うけはふつう、「どんぶり一杯の野沢菜」だった、と言っています。

とくに冬場は、こたつを囲んで気心の合った人と、お茶を飲みながら雑談に花を咲かせる。そのときに野沢菜などの漬け物をお茶うけにしたのです。それが先のとおり、お茶を継ぎ足すことが礼儀となっていますから、お互いに相手の茶碗にお茶を注ぐ。それで塩分の強い野沢菜を口にする。一時間も座っていれば、どれだけお茶を飲み野沢菜を食べているのか、都会人には想像できない量となっているのではないでしょうか。

それでお茶の時間（ティータイム）は、多い人で七回もあるというのですから、その摂取量はふつうの人の数倍、もしかすると十倍を越えているといっても過言ではないでしょう。

まず塩分の大量摂取の問題です。これだけ塩分を取れば、まちがいなく高血圧となって、結果として脳卒中や心臓病を引き起こす。そのために厚労省も保健所も医療関係者も、「減塩運動」に取り組み、塩分摂取を控えるように、キャンペーンをはっているのです。

このような国を挙げての「減塩運動」で、最近は長野県でも、「塩分控え目」の食事が、普及してきているように感じます。とくに味噌汁などは、昔はしょっぱいのが当たり前、いまはどこの家庭でも薄味の味噌汁となっている、と聞きました。

けれども今のお年寄りは先のとおり、二十年ほど前の壮年期までは、塩分をたっぷりと摂取してきたのです。六十代・七十代で塩分を控えても、たぶん手遅れではないでしょうか。

けれどもそのような、あたりまえに塩分を大量に摂取してきたお年寄りが、いまも長寿をたもって、結果として日本一のみならず、世界一の長寿地域となっているのです。

今の医学関係者が、たんに塩分摂取量だけを取り上げることは、どこかに落とし穴がひそんでいるように思うのです。塩分のみを問題としないで、まさに厚労省や医学界が好きな「生活習慣病」の言葉を、逆の意味で噛みしめる必要があると思われてなりません。

塩分摂取も、その人の生活を総合的にとらえて判断する必要を感じます。なぜならば信州の塩分摂取の問題も、日常の生活を背景に置いて考えねばならない、と思ってきたからです。その要因の一つが、先に言った「緑茶多飲」の文化です。

いくら大量の塩分を摂取しても、これだけ緑茶を飲んでいれば、その大半は「おしっこ(尿)」で排泄されるはずです。塩分の多い漬け物を食べる、その途中でお茶を多飲する。おのずと塩分は排泄されて、健康に影響を与えるほどの摂取量とはならない。どうもそのような、結果的に理想にかなった、塩分の排出を行なっていると思うのです。

それと野沢菜などの漬け物は、そのほとんどが「繊維質」です。日常の食事で繊維質をとることが、大腸ガンなどの病気を防ぐことは、予防医学の常識となっています。ほかにも便通をよくするなどの、さまざまな効能があると思われますが、信州の人は、長年続けてきた日常生活の中で、繊維質を大量に摂取している。そのために、健康が保持されて、今のような、長寿県となっているのではないでしょうか。

だから、現在の予防医学で、塩分の摂取量だけを問題視することは、全体の片方の部分にしか光を当ててないように感じられてなりません。

何を隠そう、筆者自身も毎晩、晩酌を欠かさない左党の末席につらなっています。塩辛や漬け物などの塩分過多の肴がなくては、おいしく日本酒を呑めません。なんだか「呑んべえ」の自己正当化の弁を披露しているようにも感じますが、塩分だけを目の敵にする、いまの予防医学のあり方は、長野県の長寿の現状を踏まえて、見直してみたらどうかとひそかに思っています。

長寿の秘訣が緑茶

興味深いことに気づいたことがありました。わが国の代表的宗教者を輩出した時代が、鎌倉時代です。先の法然上人、親鸞聖人はじめ、道元禅師、日蓮聖人、一遍上人、それから栄西禅師や明恵上人などがおられます。没年齢を調べると、道元禅師は五十三歳、日蓮聖人は六十歳、一遍上人は五十歳、明恵上人は六十歳となっています。法然上人の念仏を批判した解脱房貞慶という人も五十八歳です。すこし長生きをした僧侶が栄西さんで、七十四歳です。

それ以上の長生きが、法然上人の八十歳。それを上回ったのが弟子の親鸞聖人、九十歳はたぶん当時の歴史上では、僧侶の最高齢だろうと思います。

もう少しさかのぼれば平安時代の、天台宗の開祖、伝教大師・最澄は五十五歳、いっぽうの真言宗の開祖の弘法大師・空海は六十一歳です。

これらの一宗の開祖となった宗教者の年齢から、この時代の平均寿命は六十歳とみなしてよいのではないでしょうか。そのなかでも栄西禅師は、七十四歳という長寿をまっとうしています。これには理由が隠されていると思っています。

なぜ栄西さんは長生きできたのか。それは唐に渡って、帰国のときに「緑茶」を持って帰ったことにあるとにらんでいます。当時、中国で緑茶は、薬効があるとされていました。その緑茶の苗を持ち帰り、お茶を漢方薬の一種、薬草と見なして栽培したのです。

そのお茶が、しだいに普及するようになって、室町時代以降は「茶道」として定着する。そしていつのまにか庶民の飲み物として広く、あたりまえに飲まれるようになっていったのです。

この「お茶」を栄西さんは愛飲していました。仏教者も長寿を願う人が多かったらしいのです（たとえば中国に、不老長寿を求めた曇鸞大師という人がいます。悟りを開くためには、長生きをする必要がある、と考えたからです）。他の祖師たちに比べて、長寿と健康を保証する「緑茶」を多飲した栄西さんは、七十を越える長寿を達成したのではないでしょうか。

長寿を支える肉食

それでは栄西禅師を上回る法然上人、親鸞聖人の長寿の秘密は、どこにあったのでしょうか。誰もが抱く疑問です。それは筆者の考えによれば、一つの理由としては、「肉食（動物性蛋白質の摂取）」の食生活にあったと考えています。親鸞は歴史上、はじめて「肉食妻帯」の生活に踏み出しました。当時の貴族・九条兼実の娘（玉日姫）と結婚して家族を抱えて、日常的に肉食を行ない、「非僧非俗（僧に非ず、俗に非ず）」を宣言しました。結婚した二十九歳以降は、私たち庶民と同じく、ふつうに肉や魚を食して、家族と一緒に生活していたのです。

では法然上人はなぜ、親鸞聖人についで八十歳という長寿を保ったのか。これもやはり「肉食」が隠されていると思っています。法然は当時、「持戒堅固」な僧侶として尊敬を集めていました。だから肉食などはしなかった、というのが一般的受け止め方です。

しかし法然の法語には、次のような言葉が残されています。ある庶民から質問を受けます。

「酒を飲むことは罪なのでしょうか」。

現代では理解しにくい質問ですが、当時の仏教徒は、まず「戒律」を守ることが、いちばんの条件でした。その戒律の基本が①不殺生戒②不偸盗《ちゅうとう》（ぬすみをしない）戒③不妄語（うそを言わない）戒④不邪淫戒⑤不飲酒戒の五つ（五戒）です。殺生や盗み、嘘をつくことやよこしまな男女関係は、ふつうに倫理道徳のルールに反しますから、分かります。しかし「酒を飲むこと」が、最初に守るべき戒律の中に含まれているのです。だからこのような質問を受けたのです。

そのときに法然は「飲むべくもならねども、この世のならい」と返答しています。「ほんとうは飲まないほうがよいのでしょうが、暮らしの習慣となっていますから、どうぞお飲みください」と言っているのです。次の質問が肉食の問題です。

「それでは肉や魚はいかがでしょう」と質問を受けます。法然は「まったく同じ」と答えています。なんとおおらかで、やさしい言葉でしょうか。平等心にあふれています。

親鸞は二十九歳で、法然の指示によって結婚に踏み切ります。では法然は「戒律」にどのように対処したのでしょうか。

筆者は、たぶん食膳に肉や魚が供された場合は、法然はあまり気にすることなく、食したのではないか、と勝手に想像しています。トップの貴族の九条兼実が、法然に心酔していて、繰り返し邸宅に招いています。当然、そこで食事をとることがあったはずです。そのときに肉や魚などの、「不殺生戒」を破ってしまう料理が、提供されたことがあるはず。それを忌避することなく、おおらかに法然は口にされたのではないか、と勝手に想像しているのです。

なぜならば仏教の開祖、お釈迦様も教団に厳しい戒律を課しましたが、八十歳で亡くなられた直接の原因が、托鉢のときに出された食物に、腐った豚肉がまじっていた、という説があるからです（もう一説は、毒キノコでした）。

教団に対して、厳しく戒律を定めたお釈迦様でさえ、托鉢においては「肉食」をしたことがあると伝わっています。だから法然も提供された食事に、たとえ不殺生戒を破る肉や魚が調理されていても、「托鉢の食」と受け止めて、おおらかに食されたと考えているのです。

法然も、このように肉食をいとわなかった。それが結果として、八十歳の長寿を約束したと思うのです。とくに親鸞に結婚をすすめた七十歳以降の法然は、貴族の兼実の庇護を受けていましたから、邸宅で食事を共にしたとき兼実と同席して、肉食を厭わなかったと思われてならないのです。

親鸞聖人の肉食

いっぽうの親鸞は壮年時代の二十年を、東国の常陸（茨城県）で過ごしました。茨城県はいまでも北海道につぐ農業県で、北限と南限のちょうど境界となっているため、ほとんどの作物や果物が収穫できます。また、大河の利根川をはじめ霞ヶ浦や涸沼という湖沼があり、コイやフナ、ワカサギを始めとする魚介類が豊かな土地となっています。

聖人の草庵に近い久慈川や那珂川では、鮎などの川魚をはじめ、秋にはサケも産卵のために遡上してきます。最近は聞かなくなりましたが、汽水域の涸沼にはニシンも産卵に下ってきていました。

親鸞の東国での一番弟子が、飯沼の性信房《しょうしんぼう》という人です。もとは茨城県水海道の報恩寺の開基ですが、江戸時代に江戸市中（台東区東上野）に寺域を移転して、現在にいたっています。この寺で毎年行なわれる新年の行事が、なんとも興味深いのです。

「まな板開き」と名付けられていますが、毎年、一月の十二日に、鯉二匹を料理するのです。烏帽子《えぼし》と直垂《ひたたれ》の装束をつけた四条流師範によって、包丁と箸で鯉に手を触れずに料理をする。このような伝統行事が、今に至るまで続けられているのです。なぜ始まったのか、その経緯は伝えられていませんが、このような行事の裏には、親鸞の「肉食」がからんでいることは、たぶん間違いないだろうと思うのです。

そのひとつの証拠として、親鸞の歯が門弟開基の寺（高田専修寺）に残っているのです。九十歳で荼毘《だび》に付された親鸞の遺骨は、門弟たちによって持ち帰られました。その中に歯も含まれていたのです。ということは九十歳の親鸞が、なんとも丈夫な歯を持っていたことが分かるのです。その頑丈な歯は、まちがいなく東国での二十年の生活で、さまざまな魚介類から、カルシウムを摂取していた結果であったと思われるのです。

持戒堅固は短命だった？

法然上人、親鸞聖人以外の僧侶が短命だった理由は、裏返せば戒律を厳しく守って、肉食をしなかった食生活にあったのではないでしょうか。先述のとおり人類の祖先は、ほぼほとんどの期間、狩猟採集により食料を確保してきました。野生の獣や鳥を狩り、海や川で漁労をすることで、肉食中心の食生活を営んできたのです。

私たち人間のＤＮＡには、先にもふれたように、肉食に順応した体質が、深く組み込まれていると思うのです。だから長年なじんできた肉食を拒絶する食生活では、やはり寿命を縮めてしまう恐れがあった。その事実を証明しているのが、先に紹介した戒律を厳しく守った道元禅師や明恵上人などではないかと思っています。たとえば明恵と同時代の高僧・解脱房貞慶さんに、次のエピソードが伝えられています。

ある日、出された食事があまりにも美味しかった。すると解脱房はその食事に水を加えて、それから食べたというのです。同じような話が、明恵にも伝わっています。あるとき、信者がたくさんのマツタケを持ってきてくれた。食べてみるとあまりにも美味しかったために、二度とマツタケを口にしなかった、というのです。

これらのエピソードが何を教えているかというと、食事を「美味しい」と感じることは、執着であり煩悩ということになるのです。当時の仏教は、「三学」が修学の基本でした。まず「戒律を守る（戒）」、そして「煩悩を滅却する（行）」、その上で「悟りを開く（慧）」となります。執着を離れて煩悩を滅却することが、修行のいちばんの目的でした。だから煩悩を刺激する「美味しい食事」は、避ける必要があったということになります。

このように「戒律」を守ることを徹底すれば、肉や魚を食卓にのせることはできません。煩悩を滅却するならば、おのずとまずい粗食に耐えることになっていく。それが結果的に寿命を縮めることになったのではないでしょうか。

最近でも肉食してきた人のほうが、長寿を保つことが知られています。たとえば洋画家の故・梅原龍三郎さんは九十七歳の長寿を保ちましたが、晩年までステーキと鰻を好んで食べたと伝わっています。また今年百歳を迎えた女性写真家のパイオニア・笹本恒子さんという方は、いまだに現役で活躍していますが、ある雑誌のインタヴューで、好きな食べ物はステーキと赤ワインだと話していました。

人類は二足歩行を始めてから、狩猟採集時代のあいだ、肉食を続けてきました。だから遺伝や体質が引き継がれて肉食が、健康を支え長寿を保つ秘訣になっていったと思うのです。当時としては驚異的な、親鸞の九十歳の長寿は、二十九歳から肉食妻帯の生活に踏み切った結果と見なして、ほぼまちがいないと推測しています。

緑茶の効用

「肉食ばなし」で、話が少々横道にそれましたが、本題に戻って「緑茶」の効用です。

これはすでにさまざまに取り上げられて、医学界からも健康雑誌などでも、緑茶が健康にすぐれた効用を発揮していることは、すでに定説化されていると思いますが、再度ふれてみたいと思います。

緑茶の効用のまず第一は、ビタミンCの含有です。ビタミンCが健康にすぐれた効果をもつことは、いうまでもありませんが、「殺菌効果」もあるために小学校の中には、子供たちにお茶でうがいをさせるところがあると聞きました。

ビタミンＣの効果については、国立がん研究センターで、男女の約九万人を対象とした調査を実施していますが、そのときの分類が女性の場合、一日に五杯以上で、グループを二つに分けたといいます。この調査で緑茶の効能が影響する飲量を、緑茶五杯以上と見なしたということは、長野県人のほとんどが、ビタミンＣをたっぷりと摂取していることになります。

次に挙げられる効果が、カテキンと呼ばれるポリフェノールの成分です。カテキンにはがん細胞を抑制するはたらきがあるといわれ、前立腺がんではリスクが五割低下するという調査結果も示されています。ほかにも動脈硬化を防ぎ、脳卒中を押さえる効果もあるともいわれています。

ほかにもさまざまな効用があると思われますが、すでに広く知られているため、このあたりにしておきましょう。

第三章

長寿をささえる自然の恵み

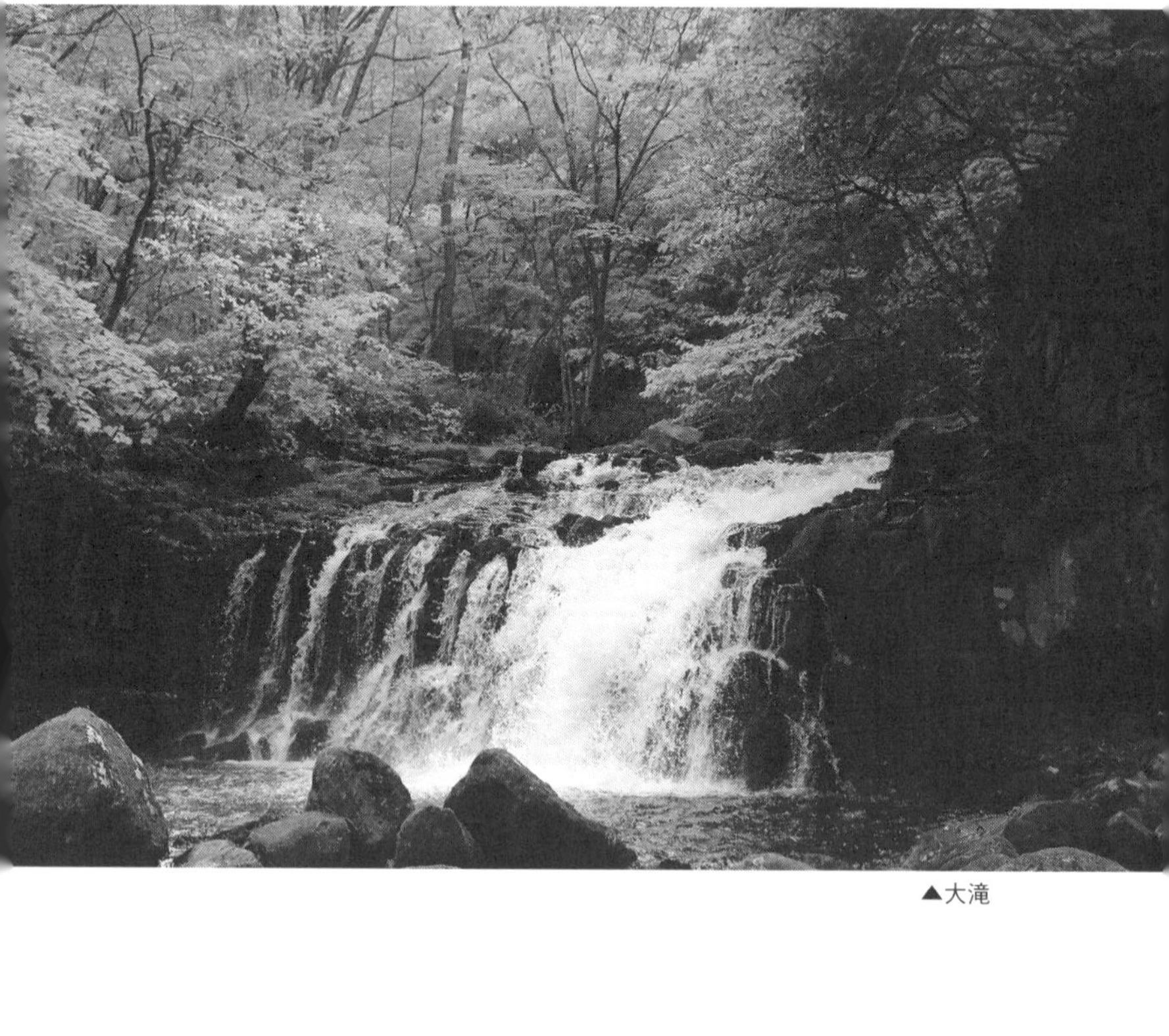

▲大滝

おいしい水

信州に移り住んでから、まず驚いたのが水の美味しさでした。木曽福島という町があります。そこに昔からの蕎麦屋さんで、評判のいい店があるとのことで、すぐにドライブがてら食べにいきました。そのお店に入って空いている席に座ります。注文を受けにきた店員さんが、まずコップに一杯の「お冷や」を出してくれました。その水を一口、口に含むと、これまで経験したことのない清冽な水のおいしさが、口一杯に広がりました。

ソバの味はまったく記憶に残っていませんが、このときの水のおいしさは、いまだに忘れられません。

木曽地方は、三千メートル級の御嶽山はじめ、木曽駒ヶ岳など山岳地帯に取り囲まれています。その高山の伏流水が水源になっているためか、天然水のおいしさは、他の地方とは比べ物になりません。

木曽谷には昔から有名な酒蔵《さかぐら》がいくつかあって、おいしい日本酒を醸《かも》しています。どれも個性があって飲み応えがあります。日本酒はまず、水と米。そして杜氏《とうじ》の技がかなめと

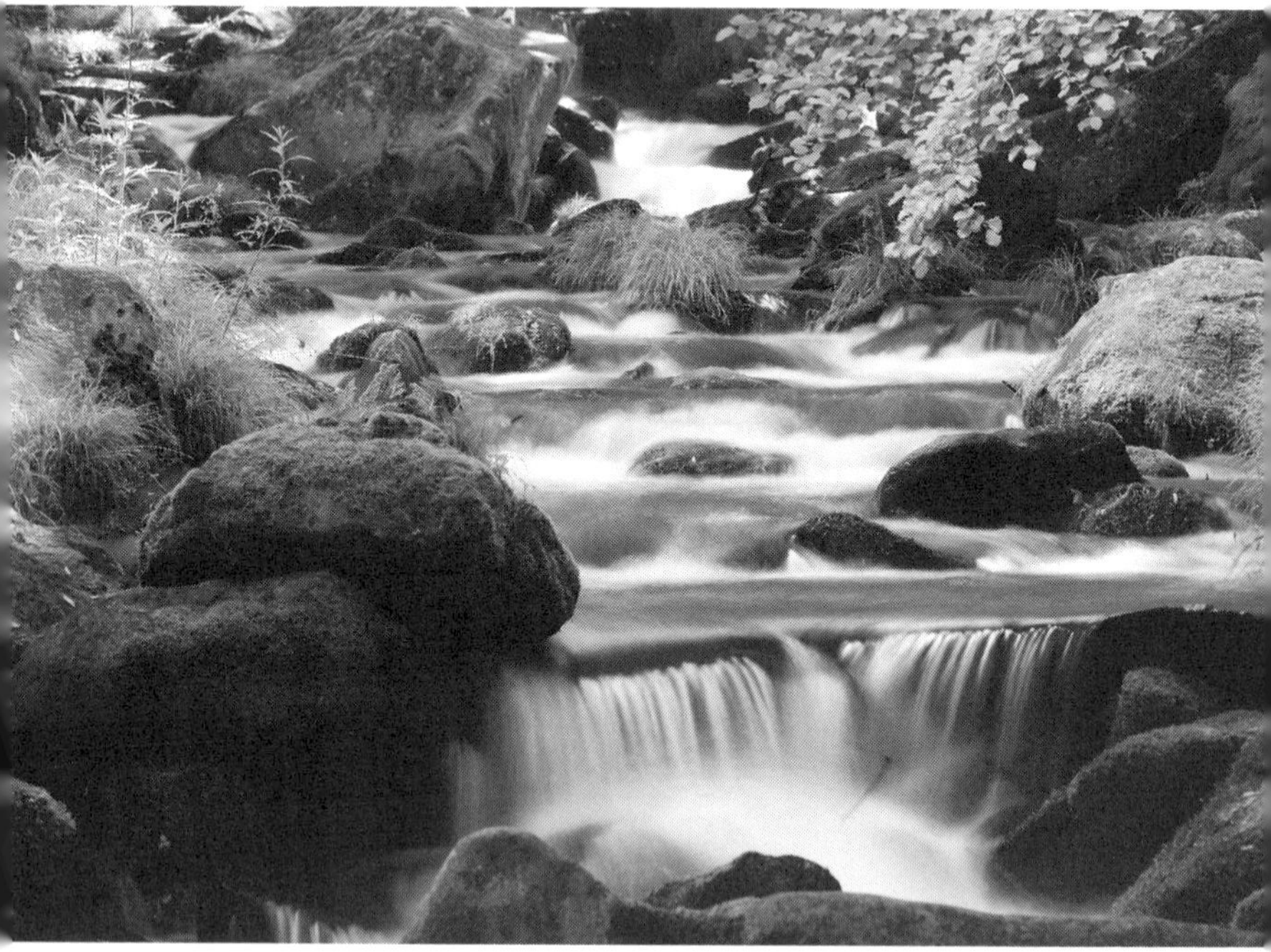

▲美ヶ原

聞きますから、このような木曾の清冽な水を使っているのだから、おいしい日本酒に「なるほど」と納得させられました。

地形的に恵まれた松本市も「源池《げんち》の水」など、市内のあちこちで地下水が湧き出ており、その水を汲みにきている人を、よく見かけます。山に囲まれた長野県は、たぶんどの地域でも、天然水や伏流水が湧いており、「名水」と呼ばれるおいしい水が、ふんだんに飲める環境に恵まれているのではないでしょうか。

最近、東京に転居してから、いつもおいしく飲んでいた緑茶が、どのように淹《い》れても、「香り」「うまみ」が出ないことに気づきました。信州の自然の恵みである天然水により、緑茶のおいしさが保たれていたことに、あらためて気づかされたことでした。

松本市に接した常念岳の麓・安曇野に、ときどき通ったソバの名店がありました。二十年ほど前に東京から転居して、現在の場所に開店しましたが、その理由をご主人に聞くと、「おいしい湧水」を求めてこの山麓に店を開いたとのこと。ソバもまず、水に恵まれなければ、香りのある美味しいソバは打てない、ということだと思われます。

蕎麦（ソバ）の効用

ソバの話が出ましたから、少し信州のソバについてふれてみたいと思います。ソバが健康にすぐれた食品であることは、昔からソバを常食とする山村に、長寿者が多いことによって知られてきました。

ソバの健康への効果については、すでにさまざまに喧伝されて、広く知られています。その効用については、まずソバは良質のタンパク質やビタミンB群を豊富に含み、ミネラルや食物繊維も摂取できる食品ということで、またポリフェノールの一種、ルチンやビタミンEを含むことで、ガンを予防する効果なども知られるようになりました。

信州人のソバ好きは有名で、あちこちの山間にソバの産地があり、ソバの店が軒を連ねている戸隠や美麻村、近くでは山形村や開田高原など、いくつものソバで有名な地域が点在しています。

なぜソバが有名かというと、言うまでもなくソバは寒冷地のやせた土地が、適地といわれており、信州のソバ処は、良質のソバ粉が収穫できる、ソバに適した気候風土となって

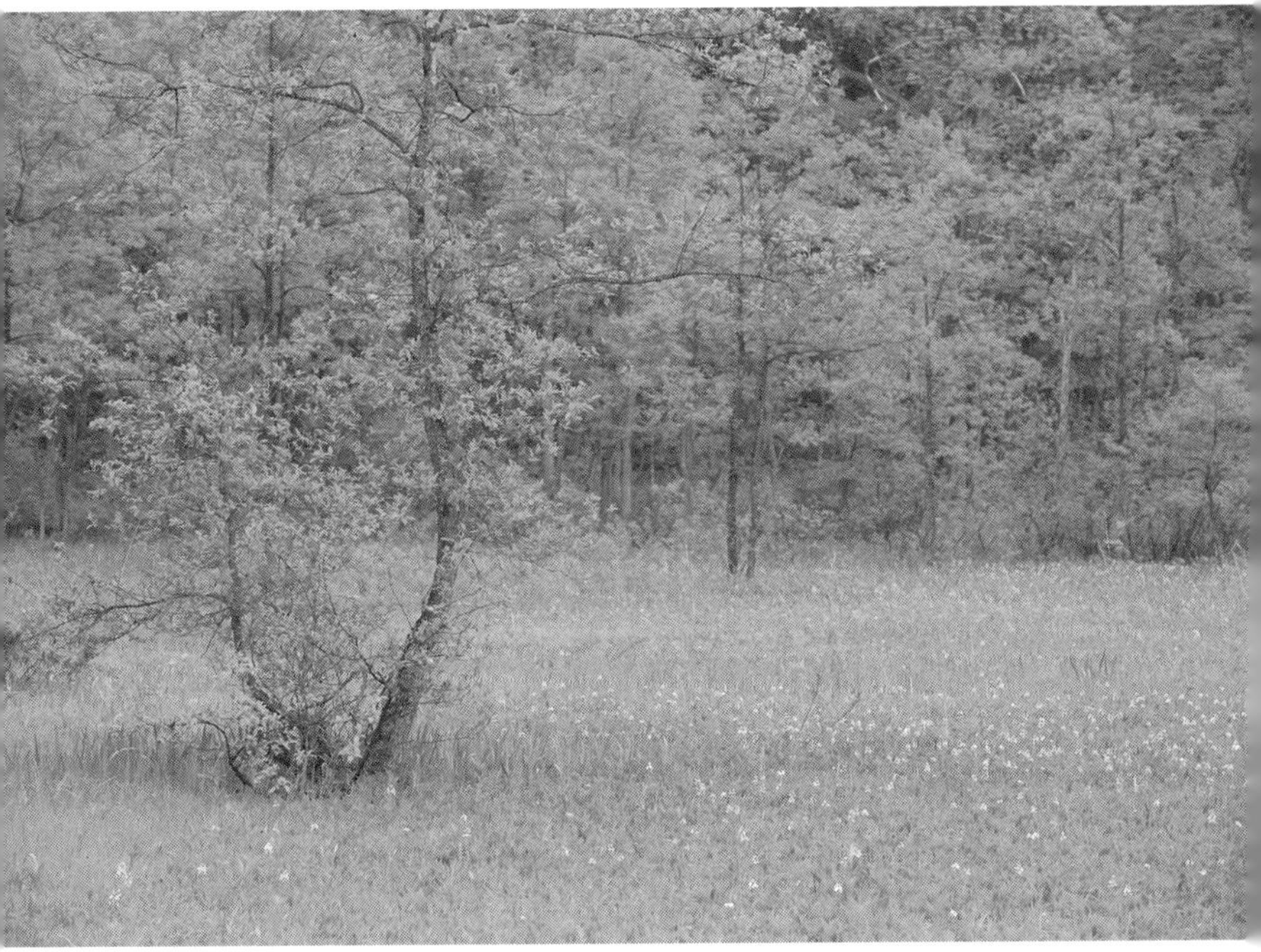

▲姫川源流

いるのです。

　信州に引っ越した二十五年前の頃には、ふつうに檀家（ご門徒）のおばあちゃんがソバを打ってくれました。新年にお参りにうかがったときなどは、読経のあとでおばあちゃんが、「手打ち」で打ってくれたソバを、振る舞ってくれました。太めのソバでしたが、冷たいモリソバに、鶏肉で出汁を取った温かな汁で食しましたが、なんとも素朴で味わい深かったことを思い出します。

　しかし世代交代となって、二十年前のころからは、お父さんやお母さんがソバを打ってくれるようになりました。その頃から、「ソバ打ち」にはまる人が増えたようで、「ソバ打ち教室」などが開かれて、ソバ打ち道具一式を揃えて、本格的に打ってくれる人が増えたように感じます。

　それぞれのお宅で出されたソバが、どれも個性があって美味しかった思い出しかありませんが、困惑したことのひとつが、地元の人が「ソバは別腹」だと言ったことです。ソバを打って待っていてくれるお宅は、そのほとんどがふつうのソバ店でいうと「盛りソバ」となりますが、大盛り三杯は当たり前に用意しており、全部食べるように促されることでした。満腹となって食べきれなくても、次々と運ばれてくるのです。

五十代までは何とか応じましたが、六十代になって以降は、大盛り二杯が限界でした。地元のソバ好きの人は、大盛り三杯は当たり前、と豪語していましたが、じっさいにそのような人を、なんども目撃したことがありました。

「ソバ打ち」には何か特別な魔力があるようで、男性にのめり込む人が多かったように思います。年末の「年越し」のときなど、自前の「手打ちソバ」を持ってきてくれる人がありましたが、そのどれもがそれぞれに個性的なソバで、大晦日には毎年「年越しソバ」を楽しんだことも、懐かしい思い出となっています。

ただひとつ、気になったことは「ソバ打ち名人」と言われるためには、ソバを細く打つことが、地元では絶対条件でした。細く打てば「名人」といわれ、太く打つと「まだ未熟」、と見なされてしまう。だから誰もが「細く打つ」ことに情熱を傾けることになるのです。

筆者は太いソバが好みだったために、リクエストして太く打ってもらったこともありました。しかし信州のソバの名店を探してみても、太いソバを提供する店は、ほとんどなかったと記憶しています。

ソバだけは、それぞれの人が「好み」を持っているために、信州のソバ好きの人に、お奨めの店を訊ねても、筆者の好みと一致することは、あまりなかったという記憶です。ソバという食べ物は、使用する粉によって「更級《さらしな》・ひきぐるみ・田舎」、大きく三つに分かれており、またつなぎに何をどのくらい使用するか、また汁の出汁《だし》の問題などで、百軒あれば百軒がそれぞれ、個性をもった蕎麦屋さんとなっています。

自分で、舌にあった好みの店を探すしかありませんが、なかなか気に入った店が、見つからずに苦労したことを思い出します。しかし木曾地方に一軒、このお店は脱サラした人が開いた蕎麦屋さんでしたが、飯山地方でソバを打つときに使う、山ゴボウ（オヤマボクチ）の葉をつなぎに使ったソバは、独特の素朴さと味わいがあって、ときどき思い出したように遠出をしたことがありました。

しかし信州はやはり、おもわぬところに、ソバの名店がひそんでいるようです。ソバ好きの人には、信州の地で蕎麦店を、自分の足と舌で探すことは、なかなか奥深い魅力があるのではないでしょうか（巻末にお薦めのソバ店を紹介しています）。

豊かな自然

ほとんどの地域が標高五百メートル以上となる長野県は、当然ながら大自然に包まれた

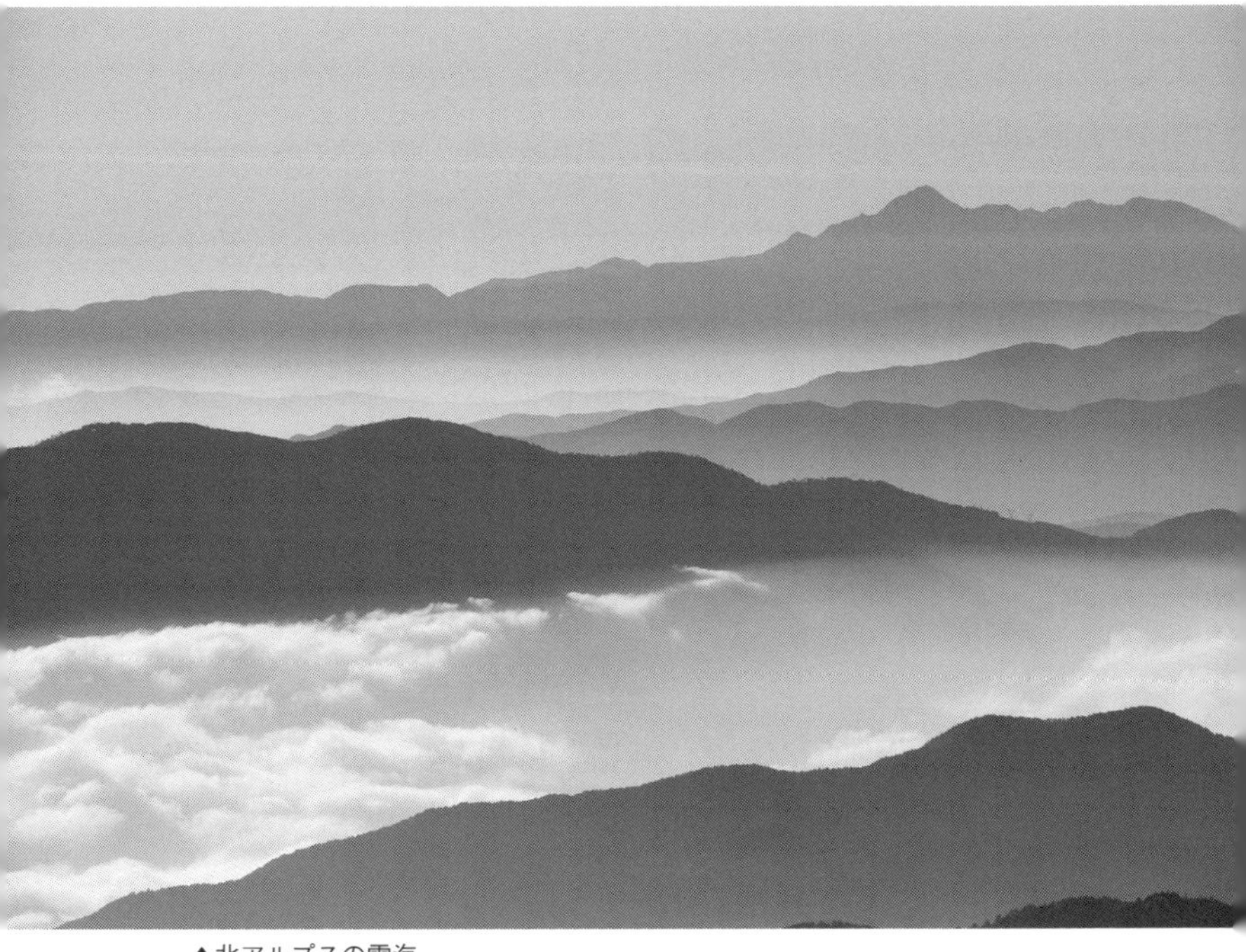

▲北アルプスの雲海

土地となります。最近の野生動物の出没は、裏返せばいかに自然が豊かであるかのあかしです。筆者の住んでいた場所も、まわりを見回すと、緑に包まれた山々が目に入り、その自然の先には上高地や穂高連峰などの北アルプスの山岳地帯が続いているのだと、あたりまえに感じ取ることができます。

信州に引っ越す前は、筆者にとって上高地という観光地は、憧れであり羨望の的でした。いつも心の中で、訪ねてみたいとの思いを抱いていましたが、信州に住んで以降は、親戚や知人がやってきたとき、車で案内したことはありますが、自分から上高地に出向いたことはありませんでした。

なぜならば、信州の山々に囲まれた環境に身を置くと、上高地の魅力がじょじょに失われていくのです。「なぜなんだろう?」と、その理由を考えてみたことがあります。結論はこうでした。

今住んでいる場所が、豊かな自然に恵まれているために、都会にいるときとは異なって、大自然に引きつけられなくなった。朝、起きてまわりを見回すと、四季折々の自然が目に飛び込んでくる。さまざまな野鳥の声が聞こえる。その身近な自然の先には、上高地やアルプスの山々が続いている、と心のどこかで感じ取っているからではないかと思うのです。

都会では、上高地は憧れの場所となります。信州の環境では、遠出をしなくても身近に自然に接することができます。信州に住んでから、近所の人たちに上高地に行ったことがあるかを訊ねたことがあります。若い人も含めて、大部分の人が訪ねていなかったり、都会人のようには憧れを抱いていませんでした。

住まいが大自然に囲まれている。町中であっても少し遠出をすれば、じかに自然に接することができる。野生動物に遇うこともあれば、近場の温泉に浸ることもできる。そのように豊かな自然環境に恵まれていることが、信州に暮らす人たちの、さまざまなストレスを解消していると思うのです。

いちど十一月の初旬でしたが、境内に出て空を見上げると、偶然に五、六十羽の「鷹の渡り」を目にすることができました。天空に雄大に輪を描きながら、暮れかかった夕空の方向に、いっせいに飛び去っていきました。最後尾の二羽が、居残りがいないか確認するように、二、三度、大空を舞って去っていった光景は、何とも興味深いものでした。

詳しい人に聞くと「ノスリ」ではないかと言っていましたが、図鑑で確かめると「サシバ」だったようです。しかし猛禽類の「渡り」を目撃できたことは、信州での懐かしい思い出の一つとなりました。

また寺の境内には、カエデの大木がありましたが、そこにはキツツキの開けた巣穴があって、ときどきアカゲラがやってきて出入りしていました。また鋭いくちばしで虫を探すコツコツという音を聞くこともありました。

ある日の夕方、昔からの集落を車で走っていると暗闇の中、一瞬、目の前を白い物体が飛来していった。よく見るとムササビの飛び立った、白い腹部でした。驚いたと同時に、野生動物がさまざまな姿で、人間社会の一隅を横切っていく。そのような自然の営みの、いくつかの体験が懐かしく思い出されます。

このように大自然の懐に抱かれて、さまざまな生き物と出会いつつ日々の生活を営む。私たちのＤＮＡに刻まれている、狩猟採集時代の悠久の記憶が、まさにそのときによみがえり、深く共鳴・共振しているのかもしれないのです。

お会いした長寿の方々（家族の証言）

信州での住職二十五年の暮らしをとおして、これまで出会ってきた長寿者の六人を選んで、その方のお人柄や暮らしぶりについて、ご家族への聞き取り（ヒアリング）をさせて頂きました。これらの方々の生活の中に、間違いなく私たちにとっての「健康」と「長寿」の秘密が、隠されていると確信しています。

（一）M・Uさん（女性・百二歳）

四年前に百二歳で亡くなられたUさん。二十五年の住職生活をとおして、いちばん印象に残っているお年寄りのお一人、と言ってよいと思います。

Uさんは明治三十八年の生まれ。五男一女に恵まれました。夫とは早くに死別しましたが、嫁ぎ先のM家は代々、木曾の御嶽山の行者をやっていたと聞きました。

六十歳の頃まで、地元の漬け物工場に勤めていましたが、仕事をやめてからは、畑仕事に精を出して、八十八歳のころまで続けていたということです。

七十歳で子宮ガンを患いましたが、手術後すぐに健康を回復。八十歳で転んで骨折しますが、退院したあとも、農作業を続けて八十八歳まで働きます。そのあと大腿部を骨折して入院。再起を目指してリハビリに懸命に励みました。

その頑張りにも家族は目を見張ったそうですが、本人は「絶対に施設には入りたくない」の一念で、つらいであろうリハビリに励んで、もとの生活に戻ることができました。回復したあとは、畑に出ることはなくなりましたが、長男夫婦と孫夫婦、そして曾孫二人に囲まれて、家族七人で元気に、日々の生活を送っていました。

ところが百歳のとき、足の血管の「閉塞性動脈硬化症」で入院、信州大学病院では、手術も不可能ではないけれども、百歳という高齢のため無理との診断にかかわらず、本人は手術を強く希望。病院は「百歳の老人の手術は初めて」とのことでしたが実施。ご本人の別の血管を手術で移植、三カ月の入院のあとに、な、な、なんと回復して、無事退院することができたのです。

車椅子に乗って退院するとき、付き添った息子さん御夫婦に向かって、次のように言い放ったというのです。

「これでオレはまだ、生きれるな」

筆者もこのいきさつと、おばあちゃんの言葉を聞いて、驚かされたことは言うまでもありません。このUさんの人並みはずれた、生きることに対する意欲と頑張りは、誰もが仰天するのではないでしょうか。このような強い「生きる意欲」こそが、Uさんの長寿を支えたパワーだったと思われてなりません。

息子さんご夫婦によれば、Uさんの性格は、「しっかり者」で「我慢強く」、「根性があって」「負けず嫌い」だったといいます。

食事は好き嫌いがなく、なにしろ大食漢だったとのこと。とくに魚が好きで、息子さんが釣ってきた鮎などは、頭からすべて平らげたと言っていました。骨折してもすぐに回復したということは、たくさんのカルシウムを摂取してきたはず。なにしろ自分の歯が十四本も残っていたとのことで、火葬のあと頑丈な歯がそのまま残っていたといいますから、カルシウム摂取量は、なみはずれたものがあったと思われます。

また信州人らしく「緑茶」が大好きで、まず早朝に起床したとき、おいしい「一番茶」

を最初に飲んだとのこと。そのあとで家族が飲もうとすると、すでに白湯《さゆ》に近いお茶だったと、息子さん御夫婦は笑っておられました。

お茶の時間は、野沢菜はいうまでもなく、カリカリ梅が大好物。信州でよく見かける、カリンの甘漬けも好きで、毎日、六回から七回のティータイム（お茶の時間）を楽しんでおられたとのことでした。

(二) I・Sさん(男性・九十六歳)

昨年の秋、九十六歳で亡くなられたSさん。果樹農家ひとすじで生涯をまっとうしましたが、医者とは縁がなく、八十五歳の頃に、前立腺の手術で一週間、入院をした程度だったとのこと。あとは盲腸くらいで、風邪もほとんど引かなかったといいます。

九十歳の頃までデイサービスに通っていましたが、九十五歳から車椅子の生活となり、最後の数年は家族の手厚い介護を受けていました。認知症的症状はほとんどなかったとのことで、まだ健在のおばあちゃんと仲良く生活を送っていた、とは長女の娘さんのお話です。

Sさんで驚かされたことは、パートナーのおばあちゃんがいまも、九十二歳でお元気、結婚七十周年を迎えることができた、ということです。六十年という「ダイヤモンド婚式」は、ときどき耳にしますが、結婚して七十年を「夫唱婦随」のご夫婦で暮らしてきたカップルは、Sさんがはじめてだったように思います。

性格はとても穏やかで、無口のタイプだったとのこと。怒ることもなく、思いやりがあったために、誰からも好かれたといいます。寿司やソバ、甘いものが好きだったようで、最近の栄養指導の「塩分控えめ」はきらいで、九十三歳まで欠かさずに、日本酒を一合、晩酌に楽しんでいたということです。

緑茶は朝の十時と、午後の三時には必ず「ティータイム」を持ったということです。家族はおばあちゃんと、娘さんと男の子のお孫さんの四人家族でした。

盆栽が趣味で、庭の植木の手入れもすべて自分でやりとげ、出荷用のブドウやリンゴの生産を止めてからは、自家用野菜を畑で作っていたとのことです。

老人会などには入らずに、独立独歩の生活を貫いていたようで、現役のときの果樹の栽培は、筆者も秋彼岸のお参りのとき、大粒の立派なブドウ（巨峰など）を頂戴しましたが、新しい品種を導入したり、さまざまな創意工夫をして、果樹栽培に精を出していたということでした。

最後まで、認知症などの症状もなしに、まさに「大往生」の九十六年の生涯だったと思われました。

(三) S・Sさん(女性・九十九歳)

Sさんは昨年秋に、九十九歳で亡くなられました。兄弟は男二人、女四人の三女で、鳥取県の出身。幼稚園の保母をやっていたとき、塩尻市出身の夫が教員だったために、転勤先で知り合って結婚。戦争中に夫の郷里に転居して、子供を四人育てたあとは、畑で出荷用の蔬菜《そさい》などを生産していたとのことです。

性格は穏やかで温和。自己主張することも、ほとんどなかったといいます。しかし行動力はあったようでマイペース、ものごとにこだわらない性格だったようです。

病歴は慢性腎不全で三年、薬を処方されていたようですが、病院の入院歴は九十九歳の最期まで、一度もありませんでした。

血圧の薬も飲んでいましたが、あまり気にすることなく、朝食には好物の「卵かけご飯」を欠かさず食べて、ウナギやカレーも大好きで、お菓子や洋菓子、特にシュークリームがお気に入りだったそうです。信州生まれではなかったためか、漬け物は特別に好きではなかったとのこと。昼間はいつも一人だったために、朝と十時と昼食、午後は三時と夕食に、お茶の時間を持っていたといいます。

読書も好きだったようで最後まで、新聞などにも目をとおしていたとのこと。亡くなる二、三年前までは、庭の草取りをしたりして、認知症の症状は出ないまま、晩年はコタツに座っておだやかな笑顔を見せていましたが、最期はほぼ老衰により、息を引き取ったということです。

同居していた息子さん御夫婦は、ものごとにこだわらない性格が、長生きにつながったのではないか、との感想を洩らしていました。

(四) M・Yさん(男性・九十七歳)

Mさんは、専業農家の七人兄弟の長男として生まれて、十代の後半に父親を失ったために、大変な苦労されたようです。戦時中はニューギニアに出征、無事に帰国したあとは、若いときには「出稼ぎ」にも行ったようですが、ほぼ農業一筋で生涯をまっとうされました。

温厚でやさしい性格だったとのことで、人のために尽くすことに生きがいを見いだしていたといいます。

専業農家だったために、さまざまな作物をつくり、早くには牛も飼っていたとのこと。タバコや加工用トマトや果樹のブドウ・リンゴなど、そのときどきで収益の上がる、さまざまな蔬菜や果物を、工夫して栽培したといいます。

八十歳の頃までは、マッタケなどのキノコを取りに、山へ入ったとのこと。食べ物は、家族によると、アルコールがまったく飲めなかったために、甘いものに目がなく偏食だったようで刺身が大好き、野菜農家であるのに生野菜が苦手だったといいます。

八十歳を過ぎてリュウマチで足の手術をしたあと、もとの健康状態を回復して専業農家として、亡くなる前年の九十六歳まで、畑に出てトラクターを運転したとのことです。

一日のお茶の時間は、食事を含めて四回で、それも午前と午後の一回は、コーヒーだったとのこと。そのコーヒーも砂糖とミルクをたっぷりと使用したと言っていました。

趣味といわれるものはなく、テレビでは「水戸黄門」が好きで、また大相撲なども楽しみにしていたようです。

同居していた息子さん夫婦によると、手先がとても器用で、農機具も自分でメンテナンスをして、創意工夫に楽しみを見いだしていたとのこと。好奇心も旺盛で、作物の品種や栽培方法も、いろいろ自己流に試していたといいます。一人の世界で、人間関係に煩わされることなく、好きな農業に専念できたことが、長生きにつながったのでは、と言っておられました。また人のために尽くすことに喜びを見いだしていたことも、よかったのではとコメントされておられました。

亡くなる前年まで農業をやっていましたが、最期は老衰で、静かに息を引き取られました。

(五) N・Tさん(男性・九十九歳)

Nさんは、農家の長男として生まれて、生涯を農業一筋で生きていかれました。結婚をしましたが子供を授からなかったために、となりに住む弟の第二子を養子として迎えて、亡くなる前は三人の孫と六人の曾孫に囲まれた、幸せな晩年を過ごしました。

感情を表に出さない性格だったようで、周囲からは「やさしくて、いい人」とみなされていたとのこと。生活を共にした家族によると、忍耐力があったため継続する力もあり、休むことなく働きづめに働いた人生だったとのことです。

それを裏で支えていたのが、この土地の方言で「のて」と言われる、「怠ける」こと、それを徹底して嫌って、何らかの仕事や、働き口を見つけて、つねに体を使っていたといいます。専業農家でしたが、冬場は暇になったために、林業などの山仕事をみつけて働きづめでした。

専業農家で田畑が広かったために、戦後は果樹（ブドウ・洋ナシ）を栽培、田んぼと畑で米と野菜を作り、出荷していたようです。

戦後すぐに洋ナシを取り入れたことからも分かりますが、高冷地の気候を生かした作物を導入、さまざまに創意工夫をして、毎年、新しい蔬菜や品種を取り入れたり、毎年毎年、栽培方法に工夫をこらしていたといいます。多品種の作物をつくることで、リスクを分散するということを考えていたのではないかと、家族は言っていました。

息子さんの話では、趣味はまったくなかったとのことで、変な趣味を持つよりも農業がおもしろかったのではないか、と回想していました。米の専業農家などとは異なり、多品種栽培したり、新しい作物を導入することは、知恵をしぼり頭を使わなければなりません。農閑期には、一年の農業を振り返り、春からの農作業や新品種の導入に頭を使う。農業一筋の生活が、都会人からは単調に見えても、いちばん頭脳を使っていたのかもしれません。それが亡くなるまで続いたということになります。

九十九歳で亡くなる半年前まで、畑や庭の草取りをやっていたといいますから、現役のまま天寿をまっとうしたと見なしてもよいでしょう。

タバコが好きでしたが、四十代に入って喘息が出て、それからは禁煙を貫きましたが、お酒は好きで、九十七歳の頃まで、毎晩、日本酒一合の晩酌を楽しんでいたといいます。一合以上飲むことはなく、自己コントロールができていたようでした。

食べ物は、肉が大好きで特に昔は、どこの農家でも羊を飼っていたために、羊肉（マトン）をよく食べたとのこと。山国のため塩漬けの魚介類のほか、野菜料理が好きでしたが、それも生野菜は絶対に口にせず、必ず火をとおして食していたとのことです。

お茶は早朝と朝食、十時とお昼と三時と夕食の六回で、寝しなのお茶はトイレの問題があるため、飲まなかったようでした。お茶請けは、カリカリ梅（梅の砂糖漬け）とタクアン、瓜の粕漬けとみそ漬けなどが好きだったとのこと。

テレビでは巨人ファンで、大相撲も楽しみにしていたとのことで、ドラマでは時代劇の「水戸黄門」が好きだったようです。

九十九歳まで医者にかかることもなく、薬を処方されることもなく、最後は自宅で療養していましたが、その日に息が乱れて、お医者さんが駆けつけたときには、すでに静かに息を引き取っていたとのこと。まさに「大往生」と呼ぶにふさわしい最期でした。

(六) N・Mさん(女性・百三歳で現役)

Mさんは、百歳を超えてからも、健康を保ちデイサービスに通っていましたが、百三歳を過ぎてから、介護認定が四となり施設に入居、ときどき車椅子で自宅に帰って来るとのことでした。

同居してきた息子さん夫婦によると、人柄はおおらかで、我慢強いところもあり、人当たりもよく、人の和を大切にしてきたといいます。しかし若いころは、気が強いところも見せたようですが、本音を表に出さない性格だったようです。

五人の子供を育て上げましたが、夫が七十二歳で亡くなったあとは、畑仕事に精を出して、一町一反の畑でリンゴやブドウなどの果樹、また蔬菜類をつくって出荷、九十歳前半まで働き続けていましたが、転んで骨折したために止めたということです。

それまでは、通った畑までの一キロメートルの距離を、自転車・バイクを使わずに徒歩を貫いたとのこと。毎日、午前と午後に二往復したことが、結果的に健康保持によかったのでは、とは息子さんの弁でした。

食生活は健啖家だったようで、「おやつ」などもよく食べたとのこと。好物は煮豆やカボチャの煮物、また「すき焼き」で食べる牛肉が、大好物だったようです。日本酒も大好きで、なんと九十五歳の頃まで晩酌を欠かさなかったといいます。

お茶の時間は、朝と昼と三時と夕食の四回だったとのこと。若いころは手芸もやったそうですが、晩年はゲートボールを楽しんでいたようで、いっぽうでカラオケのマイクを握ることも多かったといいます。テレビは「水戸黄門」などの時代劇や歌謡番組を見ていたそうですが、耳が遠くなってからは、いつのまにかテレビも見なくなりました。

何しろ病気をしたことがないとのことで、病院へは「骨折」の一度だけの入院。彼岸やお盆の「お参り」にうかがうと、いつも一人で留守番をしておられ、九十代の中頃までは、笑顔を絶やさずに、お茶の接待をしてくれました。

息子さんによると、風邪をひいた記憶がないとのこと。九十五歳の頃までは雪の降った早朝に、玄関先や道ばたの雪かきをしていたために（筆者も目撃しました）、近所の人から「お年寄りをまだ働かせている」と言われたけれど、本人が好きでやっているのだから、止めさせることもできなかったと、笑っておられました。

百歳の頃までは自宅で、一人で留守番をしていましたが、難聴が進んだために、耳元で大声で話をしなければなりませんでしたが、頭はしっかりしておられて、認知症の症状はまったく見られませんでした（老人性の「物忘れ」はあったようです）。

もうひとつ、興味深い点は、一族がみんな長生きで、お姉さんは百二歳の長寿を保って亡くなり、実弟がいま、九十九歳で健在とのこと。最初に紹介したM・Uさんも兄弟・姉妹がみんな長生きと聞きました。もしかすると長寿の遺伝子（DNA）というものが、もともとあるのかもしれません。

長寿の秘訣(長寿者の家族インタビューを終えて)

長野県で出会った六人の長寿者の、家族への「聞き取り」をとおして、共通する長寿の秘訣やヒントを探ってみたいと思います。

◇まずは、本文でも詳細に記した通り、信州の生活習慣といってよい、「緑茶」をひんぱんに飲む文化は、健康を保持して長寿を保つための、いちばんの秘訣ではないかと思われます。カテキンやポリフェノールなどの摂取、またビタミンCの効果や水分補給など、緑茶を多飲する生活習慣が、長野県の長寿を底支えしていることは間違いないと思われます。

◇長寿者の性格を見てみると、ほとんどの方が「おおらか」で「やさしく」、自己主張をしないで「和を大切」にしてきたように思われます。家族や人間関係のトラブルを抱えない、いつも一歩しりぞいて人の和を大切にする、そのような性格の方が多かったように見受けられます。

◇また専業農家の男性は、三人共に、農業と対話をしてきたように思われてなりません。毎年、毎年、自然気候が異なる。また作物にもその時々で流行り廃れがある。栽培方法により、生産物の出来不出来が決まる。さまざまな要件がからみあって、その年の収穫が決まります。そのためにいつも、昨年の品種や栽培方法を省みて、改良の工夫を凝らして、新たに試してみる。稲作のような単一の作物ではなく、多品種を耕作するために、毎年、創意工夫が必要なのではないでしょうか。

外から眺めると、単調に見えますが、取り組むご本人たちは、いつも新しい栽培方法を試みながら、毎年、新鮮な気持ちで真剣に農作業にいそしむ。このような創造的な農作業が、結果として取り組む人の寿命を、伸ばしているのではないかと思われます。

◇六人をとおして共通することは、誰もみな、やりたくないこと、嫌いなことをやっていない、という事実です。本文で紹介した孔子の言葉「知るよりも、楽しむこと。楽しむことよりも歓ぶこと」の、「歓ぶこと」を誰もが、暮らしの中で味わっている。その日々が長寿を底支えしている、と思われてなりません。

◇最近流行りの「健康知識」に、これらの長寿者はあまりとらわれていないように感じます。三人の方は九十歳の半ばまで、好きな日本酒の晩酌を欠かしませんでした。血圧が高くても気にせずに、コレステロールの高い「卵ご飯」を、毎日、食卓にのせていたりする。好きな食品や献立は、健康情報を気にせずに積極的に食べていた、などなど。好きなものを、食べたいときに食べる。「健康情報」に振り回されるよりも、食べたいものを食べることのほうが、結果として長寿を保証した。そのような印象をおぼえます。

◇専業農家であった二人の男性は、共通して「生野菜」が嫌いとのこと。これは息子さんから聞きましたが、生野菜は胃腸にいい影響を与えない。また生野菜よりも、火を通した野菜のほうが、消化もよく量的にもたくさん摂取できる、とのことです。長野県人の野菜摂取量は日本一とのことですから、やはり昔からの野菜調理法や「漬け物」が、側面から健康や長寿を支えてきたのかもしれません。

◇家系・血縁の問題も無視できないようです。六人の方を見てみると、一族に長寿の人が多いように思われます。長寿者については、遺伝的影響は無視できないのではないでしょうか。住職として二十五年、ほぼ四百人の葬儀を執り行なってきましたが、その過程で気づいたことは、病気には遺伝的要素が、まちがいなくひそんでいるという確信でした。

心臓病で亡くなる人は、やはり一族に心臓疾患の人が多い。ガン系統の一族は、やはりガンで病没する人が目立つ。脳梗塞や脳溢血の家系は、やはり同じ病気で倒れる人が多いという印象です。

二十五年の経験値として、重篤な病気については遺伝的な影響が、大きく影を落としているといわざるを得ません。何を隠そう、筆者の一族は「認知症」の家系で、両親も兄弟も、認知症をきっかけとして亡くなったり、倒れて入院したり、グループホームなどの施設に入居しています。今年、古希を迎える筆者も、そろそろ怪しくなっています。ということでこの本も、症状が進行する前に出版したい、との思いが強かったために、拙速になったかもしれませんが、このようなかたちにまとめさせてもらいました。

なじみの蕎麦屋さん

二十六年の信州での生活で、印象にのこる蕎麦屋さんを紹介してみましょう。

寺の住職をしていた手前、あまり遠出をしたことはありません。ほぼ一時間以内で訪ねた、蕎麦屋さんのいくつかを取り上げてみます。

(1)㊊(マルイズミ) 塩尻市洗馬

「日本一高い蕎麦屋」がキャッチコピーの、奈良井川沿いのひっそりとした場所にある、農家を改造した隠れ家的なお店。ここからの穂高連峰の眺望がすばらしい。カツラの大木の下に車を止めて、店に入ると土間。下足を脱いで上がると板の間に、大きな囲炉裏が切ってあり、都会の人であれば田舎の農家の風情が堪能できるシチュエーション。

この店は、蕎麦を食す前の酒のつまみ類が豊富で楽しい。まずは本文でも紹介した天然キノコ、コモソウの「オロシ和え」(塩漬けにして通年あるため、これはぜひとも注文してほしい)。地鶏の「焼きトリ」、「モツ煮込み」などと共に、季節の山菜の「天ぷら」など、そのときどきでさまざまな酒肴が用意されている。また地元ワインや地酒も豊富にそろっており、左党にはうってつけのお店といえよう。ただし蕎麦がなくなると閉店となるため、夜にゆっくりと蕎麦と酒を楽しむことができないのが残念。蕎麦は極細の手打ちで、二八と十割の二種類が用意されている。汁（ツユ）はほかの店よりもやや薄めだが、鰹節でとったしっかりした味で、江戸前に慣れた舌でなければ、万人向きの汁と言ってよいだろう（椅子席がまったくないために、お年寄りは要注意）。

（2）時香忘（じこぼう）　木曾郡木曾町

国道19号から開田高原に向かって、新地蔵トンネルの手前一キロほどにあるお店。この店の主人は脱サラしてスキー場の指導員をしたあと、一念発起、十数年ほどまえに蕎麦屋を開店。全国版グルメ雑誌にも紹介されて、長野県では一番人気の、蕎麦屋の一つかもしれない。一年前のお盆過ぎに訪ねたとき、お盆の最中は三〜四時間待ちだったとは女将の話。主人は他の店で修業したことはなく、すべて自己流で蕎麦打ちをおぼえたとのこと。逆にいうと従来の打ち方にとらわれない、独自の蕎麦打ちの技術を身につけているといえよう。

ここの蕎麦は「オヤマボクチ」をつなぎに使う点に特徴がある。オヤマボクチとは山ゴボウの葉っぱのことで、長野県北部の飯山地方では「富倉蕎麦」と呼ばれているが、ふつうに蕎麦のつなぎに使っている野草。小麦粉や山芋と異なり、繊維質がつなぎの役目となっており、独特の食感が味わえる。極端に細いこの地方の蕎麦に比べると、ふつうの太さで筆者の好みに近い。蕎麦汁はやはり鰹節と昆布でとったオーソドックスで上品な味。昼だけの営業で夜は予約のみ、コース料理で受け付けているとのこと（余談であるが主人は蕎麦アレルギー。その身体で客のために、蕎麦打ちに獅子奮迅の頑張りを見せている）。

（3）ふもと屋　木曾郡開田高原

新地蔵トンネルをくぐると白樺の林が目に入り、突然の噴火で大勢の人命を奪った御嶽山がそびえ立つ。途中から旧道の地蔵峠の登り口へ左折すると、昔からの旅人の旅籠、「ふもと屋」が目に入る。このお店では、木曾地方独特の「とうじ蕎麦」が名物となっている。とうじ蕎麦とは、ふつう寒中期に食すとのことだが、標高の高い開田高原では真夏に食べても、おいしく食べられる。鉄鍋のだし汁の中には、ネギとシイタケと油揚。鍋をコンロにかけて熱々の汁の中に、竹で編んだひしゃくで蕎麦を浸して、椀の中に熱々の蕎麦と具を入れて食べる。なんとも素朴で味わい深い田舎の蕎麦である。注文は二人以上であるが、他にも「馬刺し」や「岩魚塩焼き」など、酒の肴となる小皿があるために、ゆっくりと飲んで食べる場合には、お薦めのお店である。筆者は開田高原でのゼミナールのとき、大勢で押しかけて、わいわいがやがやと食べた記憶が、なつかしく思い出されてならない。このあたりでは木曾独特のスンキ蕎麦も味わえる。

(4) 山麓亭　塩尻市片丘

塩尻市の北に広がる高ボッチの山の中腹に、北アルプスの眺望が素晴らしい山麓線と呼ばれる道路が走っている。市内から山麓線に入るとすぐさま、地元のおばちゃんたちが開いた蕎麦屋がある。この一帯は高冷地（標高七五〇メートル）でもあるために、蕎麦の栽培が盛んであり、蕎麦生産農家のおばちゃんたちが共同で開いたお店である。地元で農家がふつうに打っていた、その蕎麦を提供するお店であるために、土地に伝わる素朴な、昔ながらの蕎麦が味わうことができる。都会のようには洗練されていないが、田舎蕎麦のひとつの典型といえるのかもしれない。アルコールは置いておらず、昼間のみの営業であるが、店頭で生産農家の野菜の直売も行なっているという、地元密着型のお店。客も地元の人が八割ではなかろうか。山の中腹にぽつんと一軒ある、そのロケーションが素晴らしい。

(5) ○○○ (匿名希望)　安曇野市　山麓線沿い

この蕎麦店は、信州で暮らすようになって、いちばんの気に入りの店である。車で五十分ほどかかるために、ひんぱんには訪ねられない店であったが、突然に蕎麦を食べたい気分になったとき、まず最初に思い浮かぶ店となっている。この店のご主人は、もともと東京で店を出していたのだが、「東京の水」では蕎麦が打てないとのことで、おいしい水を求めて、この安曇野の地たどり着いたとのこと。十数年前のことである。このお店の蕎麦は、二八と十割蕎麦の二種類。太めの蕎麦で筆者の好みに合っており、お薦めは、ふつうの「モリ」もよいが「カモつけ」が絶品である(カモつけとは、熱いカモ南蛮に冷たいモリソバを浸す食べ方)。また日本酒も厳選されており、左党にはたまらない店である。ただし、やはり営業は昼間だけ。蕎麦が売り切れると閉店になる。ご主人は蕎麦打ちのせいで「腱鞘炎」になったとのことで、後継者問題を抱えているのかもしれない。途中でつまみに「漬け物盛り合わせ」や「肉じゃが」などがサービスで出されるが、筆者は「蕎麦だけに特化して欲しい」、他の添え物は必要がないのではないかと思っている（もしかするとソバの注文を減らすための、深謀遠慮かも？）。口コミで近くの別荘族が押しかけるようになったため、土日は避けたほうがよいのかもしれない。

（5）停車場　塩尻市平沢

最近行くようになった店だが、ガイドブックなどには載っていない、知る人ぞ知るという「隠れた名店」と言ってよいだろう。国道19号沿いにひっそりと店を開いているが、この蕎麦は清冽な香りがあり、他の有名店と比べても遜色のない味である。けれども、いつ訪ねても店が空いているのは、思うに価格設定が地元ではあまりにも高価、と見なされているのではなかろうか。天ザルなどは二千円近かった記憶があるが、ドライブなどでこの近くを通りかかれば、寄ってみて損のない名店と言ってよいだろう。やはり地粉と木曽の水のよさが、蕎麦の清冽さを生み出しているものと思われる。

（6）ながせ　塩尻市平沢

塩尻から木曽に向かう国道19号線沿いにある地元の蕎麦屋である。何のてらいも変哲もない、観光客目当てではない、ふつうの田舎の蕎麦屋さん。地元密着で、広い座敷もあって、いちど法事の会食で訪ねたこともあった。出される蕎麦はまさに、ほんとうの田舎蕎麦。このあたりにしては珍しく太めの蕎麦で、筆者のように太めの蕎麦好きにはお薦めの店である。隣でニジマスやイワナの養殖を行なっているために、注文すれば川魚料理も提供される。郷土色の濃い、地元で採れるキノコ蕎麦や山菜蕎麦などが、お薦めかもしれない。

(7) 山形村集落 (唐沢そば)

塩尻市に隣接した山形村には、農家や民家が蕎麦屋を経営している、唐沢という集落がある。十数軒あるどの店も、手打ちの素朴な昔ながらの蕎麦を提供して、民家や農家の座敷で、手入れされた庭を見ながら蕎麦を食べていると、親戚の家でくつろいでいる気分になってくる。ここの蕎麦はザルではなく、皿にのせて供されるために(最近はザルにする店も多くなってきた)、水がよく切れていない蕎麦に抵抗がある向きには、あまりお薦めできないかもしれない。しかし、さまざまな民家や農家が開業しているから、気に入った店を探しつつ食べ歩くことも、一興かもしれない。

あとがき

この本は、二十六年暮らしてきた長野県を去るにあたり、筆者の心の中に浮かんできた「書かずにおれない」、という気持ちに突き動かされて、おのずと文字化された文章だと思っています。

書くことを命じられたわけでもなく、義務感から書いたわけでもなく、文章で記録に残したいという願望でもなく、せずにおれない衝動により「書かせられた」ということが、ほんとうのところだろうと思います。

最近、「なるほど」「やはり」と膝を打つ文章に出合いました。戦後最大の思想家のお一人と、ひそかに尊敬申し上げている梅原猛氏に、『森の思想が人類を救う』（ＰＨＰ）という著書があります。その中で次のように記しているのです。

かりに人類の歴史を百万年にすると、九十九万年は狩猟採集の生活をしていたわけです。農耕牧畜が発明されたのは、いろんな説がありますが、どんなにさかのぼっても一万年前ですから、人類の歴史の九九パーセントは狩猟採集の時代であった。

そしてその文化的特徴を、次のように言っています。

一つはその平等志向です。たとえば日本の山間部で伝統的な狩猟法を守るマタギの社会では、熊狩りに行くときは熊狩りのいちばん得意な人をリーダーとし、猪狩りに行くときには猪狩りのいちばん得意な人をリーダーとし、その狩りの期間はリーダーの命令に従いますが、獲物は狩りに参加できない老人や寡婦の家庭にも平等に配分されます。縄文時代の住居跡を見ると、真ん中の広場のまわりに同じ大きさの竪穴住居が並んでいます。狩猟採集生活においては食物の貯蔵ができず、生活は二十人から五十人単位で行われているので、平等の原則がそこに貫かれているのは当然です。

そして次のようにも言っています。

平等ということは、人間の間のみならず、人間と動物や植物の間にも存在しているわけです。森の住民の一人である人間は、自分たちの周辺にいる動物や植物をけっして自分と異なったものとは思っていないのです。

このような梅原氏の指摘に、なぜ自分が信州の「異文化」といっていい日暮らしに惹きつけられたのかが、おぼろげながら理解できたのでした。

他の土地がすでに失ってしまった、狩猟採集生活のなごりが、信州にはまだ色濃く残っている。そのため、文化や習慣の中に、私たち人類の普遍的価値である「平等志向」が、ときどき顔をのぞかせる。そのような、生活のはしばしに姿を見せる「縄文人のシッポ（平等志向）」の魅力や魔力に、おのずと「書かずにおれない」という本能が目覚めたのではないか、と気づくことになりました。

文明論でもなく創作作品でもなく、まして研究者の論文などではありません。ただ二十六年の記憶の糸をたぐって、思うままに記した雑文ですが、文中から浮かび上がってくる信州人の日暮らしの底に、私たち人類が求める普遍的価値、梅原氏言うところの「平等志向」を読み取っていただければ、こんな嬉しいことはありません。

本の中で信州の風景写真が、一服の清涼剤となっています。この素晴らしい作品を快く提供して下さった方は、ご門徒（檀家）の山崎信一さん。アマチュアですがコンクールで何度も入賞している、プロ顔負けの写真家です。ほんとうに有り難うございました。また「聞き取り」に応じて下さった長寿者のご家族にも、御礼を申し上げねばなりません。

文中、匿名で紹介した人のエピソードを読んで、「自分のことだ」、「たぶんあの人だ」と思われる方もいるでしょう。もしもそうだとしても、いまだに色濃く残る信州の「狩猟採集文化」の生き証人、と受け止めて読み流していただければ、と思っています。

書き終えてみると、いっぽうで信州人の日暮らしを「ウオッチング」してきた、観察者の自分も浮かび上がってきます。けれども二十五年の歳月の結果として、自ずと産み落とされた本だと得心してもらえれば、「著者名利に尽きる」の一言です。

出版状況の厳しい中、このような書物を出版して下さった、言視舎の杉山尚次さん、ほんとうに有り難うございました。

二〇一五年五月二十二日

佐々木　正

[著者紹介]

佐々木正（ささき・ただし）

1945年、大分県臼杵市生まれ。大学卒業後、公務員生活をへて塩尻市・萬福寺住職を25年。2015年5月に退任後、東京で草愚舎主宰。著書に『親鸞始記』（筑摩書房）『いまを生きるための歎異抄入門』（平凡社新書）『法然と親鸞』『法然の思想 親鸞の実践』（以上青土社）『妙好人の真実』（春秋社）など。

装丁………佐々木正見
DTP制作………勝澤節子
編集協力………田中はるか
写真………山崎信一

不思議の国 信州
長寿の秘密を探る

発行日❖2015年6月30日 初版第1刷

著者
佐々木正

発行者
杉山尚次

発行所
株式会社言視舎
東京都千代田区富士見2-2-2 〒102-0071
電話03-3234-5997 FAX 03-3234-5957
http://www.s-pn.jp/

印刷・製本
中央精版印刷㈱

ISBN978-4-86565-023-5 C0036